AF309444

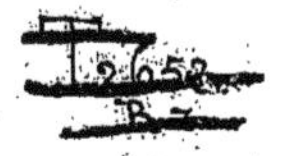

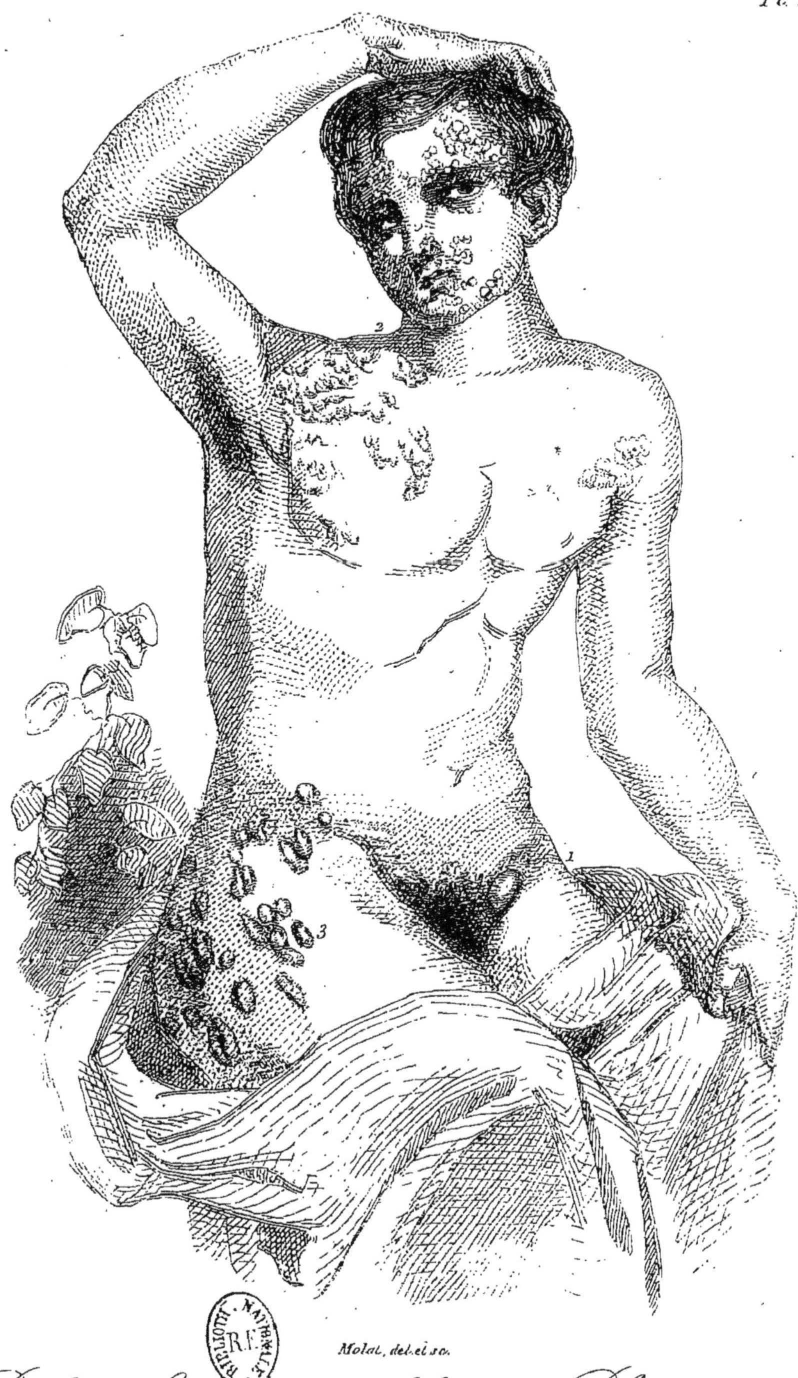

Bubon 2 Impetigo syphilitique 3 Plaques muqueuses

TRAITÉ COMPLET

DES

MALADIES VÉNÉRIENNES

PARIS

TRAITÉ COMPLET

DES

MALADIES VÉNÉRIENNES

Mis à la portée des gens du monde,

PAR

H. CROSILHES,

DOCTEUR EN MÉDECINE DE LA FACULTÉ DE PARIS, PROFESSEUR D'ANATOMIE,

MEMBRE DE PLUSIEURS SOCIÉTÉS SAVANTES.

———

Orné de deux planches sur acier, coloriées avec soin.

———

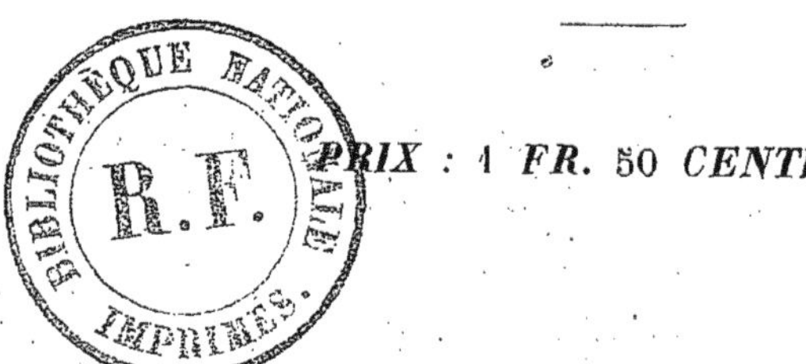

PRIX : 1 FR. 50 CENTIMES.

PARIS

CHEZ MOQUET, LIBRAIRE-ÉDITEUR,

COUR DE ROHAN, 3, PASSAGE DU COMMERCE.

ET CHEZ L'AUTEUR, RUE SAINT-NICOLAS-D'ANTIN, 9.

1849

1848

Paris. Imp. de LACOUR, rue St-Hyacinthe-St-Michel, 33.

S'il est une publication d'une utilité incontestable, c'est, sans contredit, celle que nous faisons aujourd'hui. Grâce aux progrès de la science, la syphilis n'est plus cette terrible maladie qui détruisait le corps de l'homme lambeau par lambeau ; mais, il faut bien en convenir, elle a gagné en fréquence ce qu'elle a perdu en intensité. Cette fréquence est due à plusieurs causes, parmi lesquelles tiennent le premier rang le relâchement des mœurs, la coupable négligence des malades, et l'impéritie ou la maladresse de cette foule de guérisseurs, de charlatans éhontés qui exploitent la confiance publique, s'inquiétant peu d'aggraver, d'éterniser la maladie, pourvu que leur cupidité soit satisfaite.

L'étude approfondie que nous avons faite de la syphilis, les excellentes leçons qui nous ont été transmises par M. le docteur Ricord, dont nous adoptons sans réserve toutes les doctrines, comme seules vraies et seules irrécusables, notre expérience de tous les jours, les heureux résultats que nous obtenons sur les nombreux clients confiés à nos soins, tout nous donne le droit de parler avec une inébranlable conviction. Nous avons cherché à mettre à la portée des gens du monde l'étude de cette maladie qu'il serait si important de détruire dès sa première apparition, et toujours nos conseils, puisés dans notre expérience personnelle, sont appuyés par les citations des auteurs les plus illustres, les plus versés dans la matière. Certes, nous le savons bien, tous les médecins ne partagent pas les opinions que nous avons émises; mais nous sommes parfaitement rassuré, la lumière les éclairera tôt ou tard. La vérité finit toujours par dissiper les ténèbres de l'erreur ; et la vérité que nous proclamons sera universellement reconnue. car, à côté de la génération qui finit—toujours involontairement routinière et pleine de méfiance pour les idées nouvelles, —s'élève une autre génération exempte de préjugés, plus apte par conséquent à se prononcer sur la valeur des opinions contraires, sur le résultat des expérimentations. Nous ne craignons pas de le dire, l'avenir est à nous, car tous les hommes de bonne foi se rendront à l'évidence, et bientôt, c'est là notre ferme espoir, il ne restera plus dans le camp opposé que quelques individus tenant à leur opinion quand même, les charlatans, et sans doute les homœopathes.

L'homœopathie ! Nous nous serions certes bien gardé de réveiller cette belle aux cheveux d'or, surtout à l'occasion d'une maladie si grave par ses conséquences, car il serait peu digne d'introduire la plaisanterie dans un sujet si sérieux. Mais nous venons de jeter les yeux sur une brochure d'un médecin homœopathe, annoncée sur tous les murs de la capitale et dans tous les journaux. L'auteur affiche la prétention de donner des *Conseils aux jeunes gens victimes de la médecine ordinaire*. Nous nous contenterons de sourire ; quelle réponse faire, en effet, à une brochure qui n'apprend rien aux malades, sinon que l'homœopathie est la première des sciences, et quelle discussion établir avec un homme qui en plein dix-neuvième siècle ose parler de la rétrocession de la gale et de sa transmission par hérédité! Rendons cependant à chacun la justice qui lui est due. L'auteur préconise à outrance le fameux Rob dit de Laffecteur, ce médicament qui, d'après un célèbre médecin chimiste, n'a pas plus d'action que le jus de réglisse, mais coûte en revanche cinquante fois plus cher, et nous osons croire que par piété filiale, — M. son père étant fabricant du susdit Rob, — il fait une infidélité à la doctrine homœopathique, en le prescrivant à des doses convenables.

En nous résumant, nous dirons que l'homœopathie peut compter quelques succès dans le traitement de la blennorrhagie (chaude-pisse), puisque, comme nous le verrons, cette maladie guérit parfois sans qu'on lui oppose aucun médicament, ce qui du reste n'est autre chose que le traitement homœopathique.

Mais nous défions les médecins qui soutiennent cette doctrine de guérir la syphilis avec leurs simulacres de médicaments, et nous pouvons dire hardiment à nos lecteurs que si ces messieurs avaient le malheur de contracter un chancre ils se garderaient d'appliquer à sa guérison le traitement homœopathique qu'ils savent si bien préconiser pour les autres.

En présence des funestes doctrines répandues avec profusion parmi les gens du monde, qui se laissent bercer par l'espoir de guérir en buvant de l'eau à peu près pure, nous avons bien le droit de regarder notre publication comme l'une des plus utiles, et c'est avec une incontestable raison que nous pourrions emprunter à l'auteur homœopathe l'épigraphe de son livre pour la placer en gros caractères en tête du nôtre : « *Le silence devient un crime quand il compromet la vie de nos semblables.* »

Table des Matières.

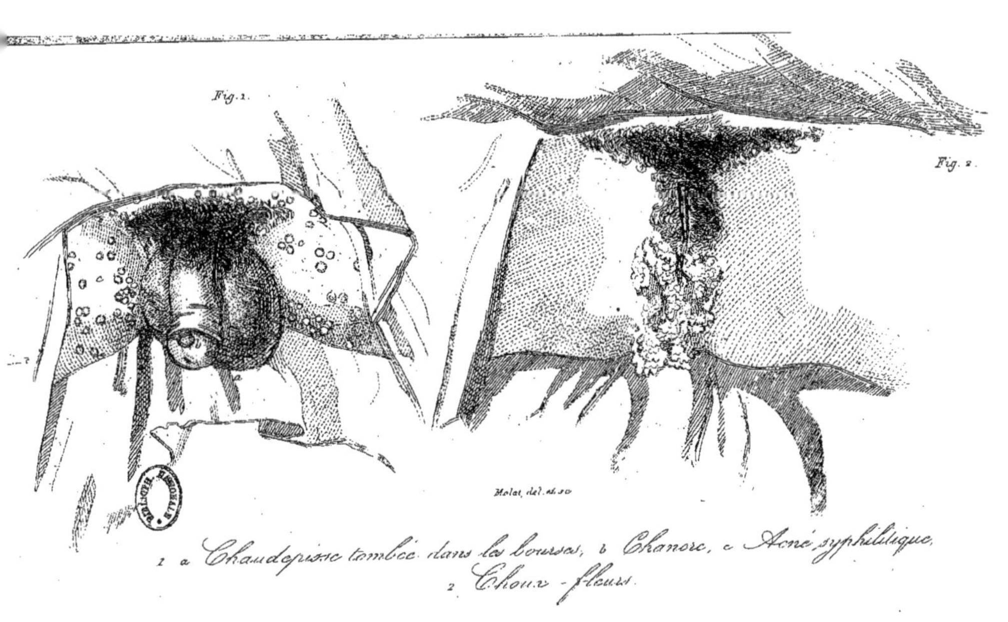

1 a Chaudepisse tombée dans les bourses, b Chancre, c Acné syphilitique.
2 Choux-fleurs.

MALADIES VÉNÉRIENNES

Les maladies dont nous allons nous occuper ont depuis bien longtemps l'objet de discussions vives et passionnées, mais sans prolongées jusqu'à nos jours par le défaut d'observation exacte des faits ou la croyance [...] Mais depuis que [...] de la science, au moteur où les travaux [...] et les expériences assidues de [...] le docteur Ricord [...] toutes les objections [...] restés obscurs jusqu'ici, la chute n'est peut-être qu'une vraisemblance, à une coupable ignorance [...] qui [...] pratique de tous les pays, et nous espérons que nos lecteurs la partageront.

Les maladies vénériennes doivent être divisées en deux ordres bien distincts : les unes, guérissant par des moyens extrêmement simples, quelquefois même sans que les malades s'en occupent le moins du monde, n'agissent jamais d'une manière fâcheuse sur la constitution; les autres, au contraire, se comportant à la façon des virus, des poisons, ne guérissent jamais sans traitement, résistent quelquefois dans quelques cas aux moyens les plus actifs, infectant la masse du sang [...] sous l'économie toute entière. Ces différences sont si essentielles [...] cet ordre de maladies offre d'ailleurs des caractères tellement tranchés, qu'on devrait les séparer complétement et les désigner [...] sous le nom de maladies *syphilitiques*, maladies produites par la syphilis [...] pour nous servir du terme vulgaire, car la science ne nous a[...] pas que nous écrivons pour les gens du monde, [...] de près autant que possible tout ce qui se rapporte aux [...] scientifiques, les [...] [...] [...] propager. En effet, [...] de signifier, l'une et l'autre [...] les [...]

MALADIES VÉNÉRIENNES.

Les maladies dont nous allons nous occuper sont depuis bien longtemps l'objet de discussions vives et passionnées, discussions prolongées jusqu'à nos jours par l'erreur, l'observation inexacte des faits ou la mauvaise foi. Mais dans l'état actuel de la science, au moment où les travaux modernes, où surtout les recherches infatigables et les expériences assidues de M. le docteur Ricord ont répondu à toutes les objections, ont mis complétement à jour tous les points restés obscurs jusqu'ici, le doute n'est permis qu'à une aveugle routine, à une coupable ignorance ou à une insigne mauvaise foi. Quant à nous, notre conviction est profonde, elle s'affermit encore par notre pratique de tous les jours, et nous espérons que nos lecteurs la partageront.

Les maladies vénériennes doivent être divisées en deux ordres bien distincts : les unes, guérissant par des moyens extrêmement simples, quelquefois même sans que les malades s'en occupent le moins du monde, n'agissent jamais d'une manière fâcheuse sur la constitution; les autres, au contraire, se comportant à la façon des virus, des poisons, ne guérissent jamais sans traitement, résistent même dans quelques cas aux moyens les plus actifs, infectant la masse du sang, et par suite l'économie tout entière. Ces différences sont si essentielles, et ce second ordre de maladies offre d'ailleurs des caractères tellement tranchés, qu'on devrait les séparer complétement et les décrire à part sous le nom de *maladies syphilitiques*, maladies produites par la syphilis, ou, pour nous servir du terme vulgaire, par la vérole. Mais nous n'oublierons pas que nous écrivons pour les gens du monde, et nous laisserons de côté autant que possible tout ce qui se rattache aux discussions scientifiques. La blennorrhagie (chaude-pisse) et la syphilis (vérole) ont d'ailleurs un caractère commun si remarquable qu'on les rapprochera toujours l'une de l'autre involontairement; nous voulons parler du mode de propagation. En effet, sauf quelques cas rares que nous aurons soin de signaler, l'une et l'autre ont été contractées dans un rapprochement sexuel, et si les suites sont bien différentes, la similitude d'origine est ce qui frappe le plus les personnes inexercées. Nous avons donc cru devoir réunir ces deux ordres de maladies sous le nom général de *maladies vénériennes ;* mais qu'il soit bien entendu qu'elles diffèrent profondément : la blennorrhagie est une affection très-insignifiante, toujours locale ; la vérole est au contraire extrêmement grave, et on ne saurait d'avance assigner des bornes à ses ravages. Nous saisirons toutes les occasions de faire ressortir cette vérité, et nous éprouvions le besoin d'exprimer ici notre conviction au moment où nous allions réunir dans un même cadre des maladies si différentes. Ces réserves faites, nous décrirons en peu de mots les organes génitaux, afin de faciliter l'intelligence des détails dans lesquels nous serons obligé d'entrer.

DESCRIPTION DES ORGANES GÉNITAUX.

Les organes génitaux de l'homme se composent des testicules et de la verge. Les testicules sont deux espèces de glandes destinées à fournir le sperme ou la liqueur séminale ; ils sont situés dans deux poches séparées par une cloison, et formées par plusieurs enveloppes ; ces poches portent le nom de *bourses*. Les testicules sont au nombre de deux dans l'état normal ; leur volume est variable, leur forme ovoïde ; ils sont soutenus par des artères, des veines et des nerfs dont la réunion constitue ce qu'on a appelé le *cordon testiculaire.*
« La substance propre du testicule molle, pulpeuse, d'un gris jaunâtre, résulte de l'assemblage d'une quantité immense de filaments diversement contournés, et d'une finesse égale à celle des cheveux ; on les nomme *vaisseaux* ou *conduits séminifères.* Ils forment, en se réunissant, un certain nombre de troncs qui se relient les uns aux autres, et forment ainsi un seul conduit très-long, replié un grand nombre de fois sur lui-même, qui constitue une espèce de cordon placé sur le bord supérieur du testicule, et connu sous le nom d'*épididyme.* L'épididyme se continue par son extrémité inférieure avec un conduit nommé *déférent*, conduit qui, associé aux vaisseaux et aux nerfs testiculaires, se porte en serpentant vers l'anneau inguinal, pénètre

par cet anneau dans le ventre, et après avoir décrit un arc autour de la partie latérale et inférieure de la vessie, se joint à l'extrémité antérieure des réservoirs du sperme connus sous le nom de *vésicules séminales*. C'est ce conduit qui fait parvenir le sperme dans ce dernier organe, mais pour ainsi dire molécule à molécule, et d'une manière extrêmement lente » (Broc). La *verge*, organe de la copulation, est située au-dessus des testicules et au-dessous du pubis, partie osseuse à laquelle son extrémité postérieure est comme attachée, tandis que son extrémité antérieure est terminée par un renflement qui porte le nom de *gland*. Molle, pendante et de forme cylindrique dans l'état ordinaire, elle devient dure, relevée et de forme triangulaire dans l'état d'érection. Elle se compose de deux parties : l'une, supérieure, nommée *corps caverneux*, à raison de sa structure, commence en arrière par deux racines qui s'unissent à leur sortie du bassin, laissant sur leur face inférieure, dans toute sa longueur, un espace triangulaire occupé par la deuxième partie de la verge, le *canal de l'urèthre*, et se termine en avant à la base du gland. Le corps caverneux, comme son nom l'indique, est formé d'une quantité innombrable de petites cellules contenant du sang, agent principal de l'érection, qui lui arrive par un lacis veineux considérable. Ce tissu aréolaire est enveloppé par une membrane tellement résistante, que la verge pourrait soutenir sans se rompre tout le poids du corps. Le canal de l'urèthre fait suite à la vessie : c'est le canal excréteur de l'urine et du sperme, qui lui arrive par de petits canaux partant des vésicules séminales dont nous avons déjà parlé, organes placés entre la vessie et l'intestin. Ces conduits, nommés *conduits éjaculateurs*, traversent une glande qui embrasse le col de la vessie, glande connue sous le nom de *prostate*, sécrétant un liquide particulier, versé par de petits conduits dans le canal de l'urèthre. Celui-ci est terminé en avant par cette partie renflée qu'on appelle le *gland*. La peau qui enveloppe les deux parties constituantes de la verge forme une espèce de gaîne pour le gland, gaîne qui a reçu le nom de *prépuce*. Le prépuce est uni au gland par un repli triangulaire nommé *frein* ou *filet*. La base du gland forme un relief volumineux sillonné par de grosses papilles nerveuses souvent très-distinctes, et ce relief circulaire qui va rejoindre le filet des deux côtés porte le nom de *couronne du gland*. Enfin, à l'extrémité du gland, on voit une fente ; c'est l'orifice du canal de l'urèthre, ou *méat urinaire*.

Une description complète des organes génitaux de la femme ne saurait convenir à un ouvrage destiné aux gens du monde, car ces organes sont placés en partie au dehors, en partie au dedans du corps, et on ne peut voir ceux-ci qu'à l'aide d'instruments spéciaux, appliqués par le médecin ; nous allons essayer de les faire connaître en peu de mots. Les parties qu'on aperçoit au dehors ont reçu le nom de *vulve* : elles se composent du *pénil* ou *mont de Vénus*, recouvert de poils, des *grandes lèvres*, repli de la peau qui descend des deux côtés du pénil pour se réunir en bas en formant une espèce de bride, nommée *fourchette*, laquelle se déchire souvent pendant l'accouchement. C'est l'espace placé entre la fourchette et l'anus qui constitue le *périnée*. Au-dessous des grandes lèvres se trouvent deux autres replis qui ont reçu le nom de *petites lèvres*, dénomination très-impropre, car chez certaines femmes, les petites lèvres dépassent de beaucoup les grandes. Quoi qu'il en soit, les petites lèvres se dirigent en haut en se bifurquant : l'une des branches va s'attacher à un petit tubercule nommé *clitoris*, et l'autre, s'unissant à celle du côté opposé, forme à ce même clitoris une espèce de capuchon. Le clitoris, très-court dans l'état ordinaire, prend chez certaines femmes une longueur remarquable, et ce vice de conformation a pu en imposer quelquefois au point de faire croire à un véritable hermaphrodisme. A deux ou trois centimètres du clitoris, en allant d'avant en arrière, on voit l'ouverture du canal de l'urèthre, destiné à porter l'urine de la vessie au dehors. Les parties externes sont séparées des parties internes, chez les femmes vierges, par une membrane en forme de croissant, membrane qui a été appelée *hymen*. Lorsqu'elle a été déchirée à la suite de l'acte générateur, ses débris portent le nom de *caroncules myrtiformes*. Les parties internes se composent du *vagin*, de l'*utérus* et de ses annexes. Le vagin est un conduit membraneux qui a ordinairement quatre ou cinq pouces de longueur et s'étend de la vulve jusqu'à l'utérus. Celui-ci est vulgairement nommé *matrice*.

Nous bornerons là notre description par les motifs énoncés plus haut. Nos lecteurs seront suffisamment instruits pour comprendre tous les détails dans lesquels nous allons entrer.

BLENNORRHAGIE.

(Gonorrhée, chaude-pisse).

On donne le nom de *blennorrhagie* à l'écoulement par les parties génitales d'un liquide purulent. Quelques médecins divisent ces écoulements en deux ordres, selon qu'ils sont virulents, c'est-à-dire qu'ils peuvent infecter la constitution, ou selon qu'ils sont non virulents. Dans les observations qui ont précédé notre entrée en matière nous avons suffisamment exprimé notre opinion à cet égard ; nous ne reconnaissons que des écoulements non virulents. Cependant, hâtons-nous de le dire, certains faits sembleraient infirmer notre assertion ; mais nous pouvons assurer avec une conviction inébranlable que ces faits ont été mal observés, et notre conviction repose sur les nombreuses expériences de M. Ricord auxquelles nous avons assisté, expériences que nous avons répétées à l'infini, toujours avec le même résultat. Nous donnerons plus tard nos preuves à l'appui : admettons pour un instant que notre opinion soit vraie.

Après un rapport sexuel, au bout d'un temps qui varie du deuxième au huitième jour, et se prolonge souvent plus longtemps, surviennent les symptômes caractéristiques de la blennorrhagie : les malades éprouvent ordinairement une espèce de chatouillement, une sensation agréable dans le gland, le prépuce et le long du canal de l'urèthre qui les porte même souvent à des désirs violents de rapprochements sexuels, à des pollutions déterminées par des érections voluptueuses ; d'autres fois ce sont des picotements, de petites douleurs comparables à celles qui résulteraient de coups d'épingles. Ces symptômes sont quelquefois très-légers, et passent inaperçus des malades qui sont loin de se croire sous le coup d'une affection contagieuse. Mais bientôt la contagion dont nous avons parlé se change en une véritable douleur, douleur augmentant surtout pendant l'émission de l'urine, et qui a fait donner à la maladie le nom vulgaire de *chaudepisse*. La verge se gonfle ordinairement, surtout vers le gland, le méat urinaire rougit, le canal de l'urèthre se rétrécit par suite du gonflement de la membrane muqueuse qui le tapisse à l'intérieur, l'urine coule par un jet moins volumineux, presque toujours brisé et éparpillé. La douleur est variable quant à son siége, quant à son intensité : elle se fait sentir le plus souvent sur toute l'étendue du canal de l'urèthre, quelquefois même jusqu'à l'anus, jusqu'aux aines et au bas-ventre. « Dans d'autres circonstances, l'irritation causée par la blennorrhagie s'étend aux cuisses, aux fesses et aux muscles du ventre, qui sont douloureux. On a cité l'exemple d'un gentilhomme qui n'avait jamais de blennorrhagie sans être pris de douleurs rhumatismales générales. La vessie acquiert souvent une sensibilité extraordinaire ; les malades sont obligés de rendre l'urine à chaque instant, parce que la moindre distension du réservoir augmente encore cette sensibilité et provoque la contraction de ses fibres charnues. Au moment où le malade urine, il sent une chaleur brûlante dans tout le trajet du canal et une vive douleur dans la vessie et le gland, comme lorsqu'il existe un calcul urinaire. Les douleurs lui arrachent quelquefois des cris ; elles deviennent intolérables, et peuvent même occasionner des accidents graves ; il y a même quelquefois écoulement involontaire de l'urine. Si le patient résiste au besoin d'uriner, la douleur augmente et persiste encore après la sortie de l'urine » (*Comp.*).

L'inflammation détermine des érections fréquentes et douloureuses ; mais ordinairement la verge ne dévie point notablement de sa disposition à l'état normal. Cependant, dans le cas d'inflammation considérable, le canal de l'urèthre, fortement gonflé, ne peut suivre, au moment de l'érection, l'allongement que tend à lui communiquer la dilatation extrême des corps caverneux (V. la description des organes génitaux), et la verge, au lieu de se relever, se courbe en bas ; il y a en un mot ce que l'on a appelé la *chaude-pisse cordée.*

Quoi qu'il en soit, lorsque les premiers symptômes se sont déclarés, on voit apparaître un suintement de liquide qui colle les bords du canal urinaire, et tache le linge. D'abord peu épais, peu abondant, il s'épaissit rapidement, sort de l'urèthre en plus ou moins grande quantité sous forme de gouttelettes, et change de couleur suivant l'intensité de l'inflammation. Blanchâtre au début de la maladie, il devient jaune et quelquefois verdâtre. Ces colorations varient avec l'intensité de l'inflammation ; dans les cas légers, l'écoulement peut conserver sa couleur blanchâtre pendant toute la durée ; les couleurs jaune et verdâtre sont dues, sans nul doute, à l'intervention d'une quantité variable de sang intimement mêlé à la matière purulente sur toute l'étendue d'une surface enflammée, et peut-être même ulcérée. Lorsque, au début, l'inflammation est considérable, l'écoulement se fait attendre plus longtemps, et il n'est pas rare de le voir mêlé de sang. L'apparition de ce symptôme doit éveiller l'attention, car il précède souvent les chaude-pisses cordées.

La durée de l'écoulement blennorrhagique varie en raison de la disposition individuelle, de l'intensité de l'inflammation, du mode de traitement, et il est impossible de la préciser à l'avance d'une manière absolue. Nous avons guéri radicalement des blennorrhagies dans l'espace de quinze jours, d'autres ont résisté au traitement le mieux suivi pendant près de deux mois. Mais, il faut bien le dire, peu de malades veulent s'astreindre à un régime convenable ; beaucoup d'entre eux, au contraire, ne se livrent à aucun traitement, ou bien en détruisent tout l'effet en continuant leur train de vie ordinaire ; d'autres enfin, s'exposant encore à l'infection, contractent une nouvelle maladie aiguë au moment où l'inflammation causée par la première commençait à se dissiper. Chez les uns et les autres, la blennorrhagie se prolonge et se perpétue le plus souvent en passant à l'état chronique, dont nous nous occuperons bientôt.

C'est ici le lieu de mentionner une espèce de blennorrhagie nommée vulgairement *chaude-pisse bâtarde*. Elle a son siége à la racine du gland, et peut affecter toute son étendue et la face interne du prépuce qui le recouvre. La matière purulente qu'elle fournit ressemble à celle qui sort dans les cas ordinaires par le canal de l'urèthre ; elle est même quefois plus épaisse et répand dans tous les cas une odeur fétide. On observe en même temps fort souvent sur ces parties des excoriations, des ulcérations qui ressemblent le plus ordinairement à une surface de vésicatoire. Cette espèce de blennorrhagie ne survient guère que chez les individus dont la verge est recouverte par un long prépuce. Elle n'est pas toujours le résultat de la contagion, car, lorsque les individus dont nous venons de parler négligent les soins de propreté, l'humeur blanchâtre qui s'accumule entre la couronne du gland et le prépuce peut devenir irritante, amener une inflammation locale, et par suite un écoulement.

La blennorrhagie chez la femme, au moins en ne tenant compte que de l'examen des parties génitales externes, le seul qui soit à la portée des gens du monde, est souvent fort difficile à reconnaître, à cause de sa ressemblance avec un écoulement très-fréquent dont nous nous sommes occupé ailleurs, les flueurs blanches.

« L'aspect extérieur des parties, dit un célèbre médecin anglais, Hunter, ne fournit souvent que peu de renseignements ; j'ai souvent examiné les parties génitales chez des femmes qui avouaient tous les symptômes de la maladie, tels que l'augmentation de l'écoulement, la douleur en urinant, la cuisson quand elles marchaient ou quand on les touchait, et je n'ai pu trouver aucune différence entre ces parties et les mêmes parties à l'état sain. » Dans ces cas la maladie est limitée aux parties internes, au vagin, au canal de l'urèthre, ou même à la matrice, et le médecin seul peut la reconnaître au moyen d'un instrument connu sous le nom de *spéculum*. Le vagin, en raison de ses fonctions pendant l'acte vénérien, est le siége le plus fréquent de l'infection blennorrhagique et de l'inflammation qui en est la suite ; mais assez souvent celle-ci s'étend au-dehors et se manifeste par la douleur des grandes et des petites lèvres, du clitoris, des caroncules myrtiformes et de l'orifice du canal de l'urèthre, qui deviennent rouges, gonflés et douloureux, surtout lorsque la malade urine ou quand elle marche. La blennorrhagie chez la femme a une tendance extrême vers l'état chronique ; c'est alors surtout qu'il est extrêmement difficile de la reconnaître, et quand la malade est intéressée à cacher sa position, elle ne manque jamais de dissimuler la véritable nature de son écoulement en lui appliquant le nom si commode de *flueurs blanches*. Malheureusement, dans l'état actuel de la science, il faut bien l'avouer, nous n'avons aucun signe irrécusable pour distinguer ces écoulements l'un de l'autre.

Chez l'homme, la blennorrhagie se présente quelquefois à l'état chronique dès son début ; mais ces cas sont rares, et le plus ordinairement l'état chronique succède à l'état aigu. Nous avons signalé plus haut quelques-unes des causes, et nous devons insister ici sur la principale. Il est des hommes qui ne savent point maîtriser leurs passions ; moins excusables que certaines femmes vouées par profession au libertinage, forcées souvent malgré elles à des excès qui ne leur laissent pas le temps de se guérir ou les exposent à chaque instant à de nouvelles chances d'infection, on voit ces hommes, en proie aux symptômes d'une blennorrhagie aiguë, chercher encore toutes les occasions de rapports sexuels, s'inquiétant peu de semer la contagion, bravant même la douleur pourvu qu'ils trouvent le plaisir. Ceux-là ne guérissent jamais : recueillant le plus souvent le fruit de leurs œuvres, ils contractent successivement une deuxième, une troisième

blennorrhagie, c'est-à-dire un écoulement interminable qu'ils rap-
portent toujours à la première maladie dont ils n'ont pas vu la fin.
C'est ce que l'on appelle *chaude-pisse à répétition;* dénomination
impropre, car elle ne peut s'appliquer qu'aux blennorrhagies qui re-
passent à l'état aigu lorsque la période inflammatoire avait cessé depuis un temps plus ou moins long. Ces cas se présentent quelquefois
chez les individus d'un tempérament irritable, mais ils sont rares.
Quoi qu'il en soit, lorsque le canal de l'urèthre a été le siége d'une
longue irritation, l'écoulement, au lieu de disparaître après un certain temps, persiste et constitue ce que l'on appelle un *suintement
habituel.* « Les malades qui en sont affectés voient au bout de la
verge, surtout le matin, avant d'avoir uriné, une gouttelette d'un liquide en général peu épais, visqueux, assez transparent, quelquefois
verdâtre ; dans d'autres cas incolore, et semblable au mucus des fos-
ses nasales. Certains individus ont un écoulement blanchâtre, qui
laisse sur le linge une tache de même couleur, présentant au centre une matière blanche, comme pulvérulente lorsqu'elle est desséchée. La plupart du temps, le linge est empesé par le liquide qui y
fait une tache analogue à celle que détermine la liqueur spermati-
que; d'autres fois il est coloré et verdâtre, comme durant le cours de la
blennorrhagie. Le mucus qui sort par le canal de l'urèthre se montre
aussi sous la forme de petits filets blancs. Tantôt c'est seulement au
réveil que le malade aperçoit le mucus amassé à l'extrémité de la
verge; souvent il est obligé, pour le rendre visible, d'exercer une
certaine pression sur le canal de l'urèthre ; tantôt le suintement est si
faible, qu'il faut entr'ouvrir le méat urinaire pour en constater la
présence. Cette humidité habituelle est un des plus faibles degrés de
l'écoulement. Il est assez abondant chez quelques individus lymphatiques pour déposer sur le linge une grande quantité de mucus; c'est
ce qu'on voit chez les femmes, dont le vagin fournit sans cesse une
quantité considérable de mucus. On connaît sous le nom de *goutte
militaire* le suintement habituel dont nous parlons » (*Comp.*).

La cause la plus ordinaire de la blennorrhagie est le coït entre deux
individus dont l'un est déjà atteint de la maladie ; mais parce qu'un
homme, après un rapport sexuel avec une femme, verra survenir
une blennorrhagie, devra-t-il en conclure que cette femme est infectée ? On ne serait pas toujours dans le vrai, si on répondait par
l'affirmative ; la blennorrhagie, en effet, n'est qu'une inflammation,

et l'expérience de chaque jour nous apprend qu'elle peut être produite par toutes les causes irritantes. Une femme qui négligera les soins de propreté, surtout si elle est sujette à des flueurs blanches, toujours plus ou moins âcres, pourra, dans un rapport sexuel avec un homme, déterminer chez celui-ci une inflammation blennorrhagique ; souvent même il suffit que l'acte vénérien soit répété avec excès entre un homme et une femme parfaitement sains pour qu'ils voient survenir la blennorrhagie. C'est ce que l'on connaît dans le monde sous le nom d'*échauffement*. L'homme, en raison de la disposition de ses parties génitales, y est beaucoup plus exposé que la femme. Il y a quelques jours à peine, nous reçûmes la visite d'un négociant qui venait nous demander des conseils pour un gonflement de la verge accompagné de douleur et de difficulté dans l'expulsion de l'urine. Ignorant sa position, nous lui déclarâmes qu'il avait contracté une blennorrhagie. Il refusa d'abord de nous croire ; mais, sur notre affirmation, il donna cours à toute sa colère, se répandant en invectives contre sa femme. Quand il fut un peu calmé, il nous raconta que, marié depuis huit jours seulement à une jeune personne de dix-sept ans, il avait largement usé des droits du mariage jusqu'au moment où le gonflement de la verge s'était opposé à l'accomplissement de ses désirs sans cesse renaissants. Instruit par l'expérience, nous le rassurâmes en lui déclarant que, selon toutes les probabilités, sa femme était la cause très-innocente de cette blennorrhagie, qu'il était plus raisonnable de l'attribuer à l'excès de sa passion. Méfiant et jaloux comme un amoureux, il persuada à sa femme qu'elle devait par prudence se soumettre à notre visite ; elle était parfaitement saine. Le mari guérit rapidement par les moyens les plus simples : nous lui recommandâmes d'user à l'avenir plus modérément de ses prérogatives, et depuis ce temps ce jeune ménage jouit d'une tranquillité parfaite. Cet exemple nous en rappelle un autre : une jeune dame nous fut amenée par sa mère pour prendre des conseils sur un écoulement qui lui était survenu. Mariée depuis peu, et n'ayant jamais eu de pareilles affections, elle en était beaucoup effrayée. Nous reconnûmes aussitôt une blennorrhagie intense. Dans la position délicate où nous plaçait cette découverte, nous crûmes devoir faire à la dame, toujours avec la plus grande réserve, quelques questions sur ses rapports avec son mari. Nous apprîmes que celui-ci, quoique ardent et passionné, ne pouvait jouir que très-rarement de ses droits, attendu que chaque rapport sexuel plongeait la femme dans des souffrances horribles. Cette dernière circonstance rapprochée de l'observation que nous avions faite sur l'étroitesse du vagin chez cette dame nous fit supposer que cette blennorrhagie était le résultat de l'inflammation occasionnée par la disproportion respective des parties génitales. Nous rassurâmes cette dame en lui garantissant sa guérison prochaine et nous la priâmes d'engager son mari à nous voir. Celui-ci s'empressa de se rendre à notre invitation ; il nous fit examiner ses parties génitales qui étaient parfaitement saines, mais, ainsi que nous l'avions conjecturé, d'une grosseur plus qu'ordinaire. Nous l'engageâmes à n'avoir aucun rapport avec sa femme jusqu'à sa parfaite guérison, d'user alors de ses droits avec la plus grande modération, en ayant soin chaque fois d'enduire fortement la verge d'un corps gras. Notre malade ne tarda pas à guérir, le conseil donné au mari fut suivi, et il n'est rien arrivé depuis.

Il résulte donc de ce que nous avons dit plus haut qu'on peut contracter la blennorrhagie dans un rapport sexuel avec une femme parfaitement saine ; mais, retournant la question, nous dirons : doit-on toujours contracter la blennorrhagie avec une femme infectée, ou, en d'autres termes, parce qu'une femme n'a point communiqué la maladie, doit-on en conclure qu'elle est saine ? Évidemment, non. En vertu de certaines dispositions particulières, par suite de diverses circonstances, les rapports sexuels entre deux individus dont l'un est malade peuvent n'être suivis d'aucun résultat fâcheux pour celui qui est sain. « Il est des conditions d'*habitude*, dit M. Ricord, ou d'une sorte d'*acclimatement*, qu'on me passe le mot, que tous les observateurs ont pu constater. Il est des hommes qui, chaque fois qu'ils ont des rapports avec des femmes pendant la durée de leurs menstrues, contractent des écoulements, tandis que d'autres n'en contractent point. Les flueurs blanches communiquent un écoulement aux uns et rien aux autres. La même femme affectée de catarrhe utérin détermine souvent, à des intervalles plus ou moins longs, des écoulements répétés à l'homme qui vit habituellement avec elle ; j'ai vu ainsi bien des liaisons se rompre, des ménages se désunir, les conjoints finissant par croire qu'ils ne pouvaient se convenir. Dans quelques cas plus heureux, devenant moins impressionnable, l'homme ne contractait plus rien, bien que la femme restât dans les mêmes conditions de maladie ; mais s'il y avait interruption dans les rapports et qu'ils fussent repris plus tard, la maladie se reproduisait, comme aussi elle pouvait avoir lieu lorsque la femme, dans ces conditions, avait de nouveaux amants. Dans le mariage ou dans la longue fréquentation d'une même femme, les rapports sont moins fréquents, moins passionnés, les organes sont moins disposés à l'irritation. Les femmes, prévenues des conditions dans lesquelles elles peuvent se trouver et dont elles n'aiment pas à convenir, sont plus soigneuses et prennent souvent des précautions de toilette qui n'ont pas toujours lieu dans de nouveaux rapports fréquemment imprévus, et dans lesquels plus d'orgasme et surtout plus de répétitions précipitées disposent les parties à l'inflammation. J'ai vu des femmes affectées de flueurs blanches qui, après avoir communiqué une blennorrhagie à leur amant sous l'influence d'une excitation nouvelle, donnaient lieu à la même maladie chez leurs maris, qui les avaient vues impunément jusque là. » Une femme que nous avons soignée s'était livrée à quatre individus successivement, à la suite d'une orgie. Elle avait une blennorrhagie intense, et cependant, des quatre individus qui eurent des rapports avec elle, le premier et le dernier seuls contractèrent la maladie. On peut déduire de ce qui précède qu'on peut même être atteint de blennorrhagie après un rapport sexuel avec une femme vierge.

Mais si les rapprochements sexuels sont les causes les plus constantes de la blennorrhagie, ils ne sont évidemment pas les seules. Nous avons dit que cette affection était due dans tous les cas à une inflammation, à une irritation de la membrane qui tapisse le canal de l'urèthre ; or il est évident que tout ce qui tendra vers ce but pourra être considéré comme une cause de blennorrhagie. La masturbation agit ainsi d'une manière toute mécanique. L'usage des aliments âcres et stimulants, de certaines boissons, comme la bière et le vin nouveau, de quelques médicaments, comme la térébenthine, les baumes, les cantharides, etc., suffisent quelquefois pour occasionner un écoulement blennorrhagique, ou surtout pour le rappeler quand il commençait à disparaître. Il est à remarquer que l'éruption des dernières grosses dents, vers l'âge de vingt à vingt-cinq ans, peut produire le même effet. Enfin, citons pour l'acquit de notre conscience, et quoique nous n'y ajoutions pas la moindre foi, un cas de propagation de la blennorrhagie par l'ingestion de la matière de l'écoulement dans les voies digestives. Il a été publié par un médecin, et nous le puisons dans son ouvrage. Un homme de mœurs licencieuses, ayant conçu quelques soupçons sur la fidélité de sa femme, et voulant lui faire avouer des rapports qu'il croyait exister, conçut le projet de lui donner une blennorrhagie ; n'ayant pu réussir dans son dessein parce que sa femme s'opposa à tout rapprochement, il s'imagina de lui faire avaler la matière blennorrhagique dans du lait froid, de l'orgeat, du beurre ou d'autres aliments. Bientôt il se déclara chez la femme une blennorrhagie intense. Cet homme raconta qu'il était bien sûr de communiquer sa maladie comme il le désirait, car autrefois, pour se venger d'un individu à qui il voulait du mal, il lui avait donné une vérole compliquée de chaude-pisse, en lui faisant prendre, de la même manière, de l'écoulement uréthral. C'est dans les colonies, où de pareils faits se présentent quelquefois, qu'il avait appris à empoisonner ainsi ses semblables.

Nous n'avons parlé jusqu'ici que de la blennorrhagie simple ; mais une foule de complications peuvent se présenter pendant sa durée, et nous croyons, pour plus de clarté, devoir en renvoyer l'étude jusqu'au moment où nous nous serons occupé du traitement. Quant au pronostic, il est plus ou moins grave, selon le siége et l'intensité de l'inflammation, selon la constitution du malade, selon le nombre des récidives. Dans ce dernier cas, on a beaucoup à redouter un rétrécissement du canal de l'urèthre.

Traitement. — La blennorrhagie, avons-nous dit, est souvent guérie sans qu'on lui ait opposé aucun traitement : quelques médecins, fortement imbus de cette opinion, reçoivent en souriant tous les malades qui viennent les consulter pour des blennorrhagies et les renvoient en leur recommandant pour tout traitement de rester en repos et de ne point s'exposer de nouveau à la maladie ; ou bien, pour calmer leur imagination frappée, ils leur prescrivent, à l'exemple d'un médecin du dernier siècle, des pilules contenant des substances inertes, par exemple de la mie de pain roulée dans du sirop et recouverte de poudre de réglisse. Nous sommes loin de partager cette opinion, car l'expérience nous a appris que si la blennorrhagie guérit souvent spontanément après un certain temps, il n'en est pas toujours ainsi, et qu'on s'exposerait à des accidents plus ou moins graves en l'abandonnant toujours à elle-même. Lorsqu'un malade vient nous consulter pour une blennorrhagie simple, nous agissons

selon le degré de l'inflammation : si elle n'est point très-vive, nous
prescrivons cinq ou six injections par jour, avec la solution de nitrate d'argent ainsi formulée : nitrate d'argent, 10 centigram. ; eau
distillée, 200 gram. Ces injections sont faites avec une petite serin-
gue en verre, et on a soin de faire parcourir au liquide toute la longueur du canal. Quelquefois, sous l'influence de ces injections, l'irritation et par suite l'écoulement augmentent ; celui-ci est même
quelquefois sanguinolent. On doit alors suspendre ce médicament,
et il peut arriver deux cas : ou bien l'irritation s'apaise et l'écoulement diminue, ou bien il revient au point où il était avant les injections. Il faut cesser tout-à-fait celles-ci dans le premier cas, les re-
prendre dans le second. Il est des personnes qui sont insensibles à
l'action de ce caustique à faible dose, et la maladie reste station-
naire tant qu'on n'augmente pas la quantité du nitrate d'argent ; il
en est d'autres, au contraire, qui ne peuvent point le supporter.
Chez ces personnes irritables on commence d'abord les injections
avec des solutions moins actives, celles d'acétate de plomb ou de
sulfate de zinc (1 gramme pour 30 grammes d'eau distillée). Lorsque l'inflammation est trop prononcée, lorsque les injections irritent
sans profit, on doit attendre ; mais, dans tous les cas, on fait usage,
dès le début, de médicaments internes, parmi lesquels nous plaçons
au premier rang le baume de copahu. Nous conseillons ordinairement les capsules, qui ont l'avantage de renfermer ce médicament
pur et d'en dissimuler le goût pendant la déglutition, ou bien la potion dite *de Chopart*, à la dose de quatre ou cinq cuillerées par
jour. Le baume de copahu a l'inconvénient de n'être point facilement supporté par tout le monde : on le donne quelquefois en lave-
ment, mais il est alors incomparablement moins actif. Souvent aussi,
et par les temps froids et humides, il donne lieu à des éruptions à
la peau qui effrayent beaucoup les malades quand ils ne sont pas
prévenus ; on doit alors en cesser l'usage, car il est sans profit pour
arrêter la blennorrhagie. Le poivre cubèbe a à peu près la même action que le baume de copahu ; son goût est moins repoussant, mais
les personnes d'un tempérament irritable doivent l'employer avec
précaution. On le prend ordinairement à la dose de 20 à 30 grammes par jour, réduit en poudre ; mais on l'a renfermé dans des
capsules, et sous cette forme son administration est plus commode
et moins désagréable. Ces deux médicaments peuvent, du reste, être

administrés sous des formes très-diverses ; on fait avec eux d'excel-
lents opiats (1). Nous appuyons, dans tous les cas, notre médication
par des bains généraux et même des bains locaux dans une décoction de têtes de pavots, lorsque la douleur est intense. Pour tisane
le malade prend tout simplement la décoction d'orge et de chiendent
en abondance. Le régime doit toujours être modéré : puisque la
blennorrhagie est due à une inflammation, il est évident qu'on doit
proscrire toutes les causes d'excitation. Ainsi on évitera les aliments
âcres ou trop épicés, les asperges, les boissons fortes ou fermentées,
les liqueurs, la bière, le café, etc. Nous ne saurions trop nous élever
contre les personnes qui n'ont pas le courage de changer leur régime
de vie, et qui s'exposent de gaîté de cœur à faire passer leur blennorrhagie à l'état chronique.

Quelle que soit la médication à laquelle on donne la préférence,
on doit ne point la cesser immédiatement dès que l'écoulement s'arrête, mais la continuer au contraire pendant plusieurs jours.

Lorsque, au début de la maladie, l'inflammation est intense, lorsque certains signes que nous avons déjà fait connaître (V. pag. 15),
nous portent à craindre une *chaude-pisse cordée*, nous n'hésitons
pas, et nous ordonnons une application de huit ou dix sangsues à
l'anus, que nous répétons même au besoin. C'est ici le cas de nous
élever contre cette pratique vulgaire qui consiste à frapper un grand
coup sur la verge pour la redresser; ce qu'on appelle *couper la
corde*. Nous avons dit par quel mécanisme la verge prenait une
forme courbée ; si donc on agit avec force pour lui rendre sa forme
primitive, on n'y parviendra qu'après avoir déterminé la rupture du
canal de l'urèthre, et les accidents qui en sont la suite. La chaude-
pisse cordée est une chaude-pisse ordinaire avec excès d'inflammation, et elle perd ses caractères particuliers lorsqu'un traitement
rationnel a détruit cet excès.

Quant à la blennorrhagie qui a son siége sur le gland, nous ne
pourrons mieux faire que de transcrire ici les préceptes donnés par
M. Ricord. « Le meilleur traitement consiste dans la cautérisation
superficielle des parties malades à l'aide du nitrate d'argent solide ,
qu'on passe rapidement sur la surface de manière à les blanchir,

---

(1) Nous avons fait préparer pour nos malades un Opiat que nous regardons
comme le meilleur de tous les médicaments pour arrêter les écoulements et
comme le plus commode quant à son emploi.

**

et sans donner le temps au caustique de les pénétrer en profondeur. Cela fait, si le gland peut être mis à découvert, on place entre lui et le prépuce un linge sec à demeure, qu'on renouvelle deux fois par jour. Lorsque la maladie existe sans érosions, de simples lotions d'eau blanche et l'interposition du linge sec suffisent. Quand il y a un phimosis (rétrécissement du prépuce qui empêche le gland de se découvrir) plus ou moins prononcé, la cautérisation en passant la pierre infernale entre le gland et son enveloppe, pour faire ensuite des injections avec l'eau de Goulard, donne les plus heureux résultats. Là où les autres médications émollientes, antiphlogistiques, et celles réputées spécifiques échouent ou prolongent le mal, on obtient les plus rapides guérisons. Le plus ou moins d'inflammation n'est pas une contre-indication, et ce n'est que dans les cas où l'inflammation est excessive que des évacuations sanguines peuvent être ajoutées au traitement. »

Chez la femme, le traitement, soit interne, soit externe, est semblable en tout à celui qu'on emploie chez les hommes, seulement on se sert, pour les injections, de seringues différentes.

Lorsque l'écoulement existe depuis longtemps, qu'il est passé, en un mot, à l'état chronique, il est souvent fort difficile de l'arrêter. Les médicaments résineux, le baume de copahu sont la plupart du temps impuissants, ou l'écoulement recommence immédiatement dès qu'on en cesse l'usage. Nous croyons que le meilleur moyen à employer contre le suintement habituel, ou, comme on le dit vulgairement, contre la *goutte militaire*, c'est de ramener la maladie de l'état chronique à l'état aigu, soit par des injections irritantes, soit par l'introduction de bougies dans le canal de l'urèthre. Les injections déjà recommandées peuvent être employées avec succès, à la seule condition d'augmenter la dose des substances actives jusqu'à ce qu'elles produisent l'effet désiré. Dans ce cas l'écoulement devient d'abord plus considérable, et cette augmentation persiste pendant toute la durée de la médication, durée qu'il est difficile de limiter à l'avance ; puis, l'irritation cessant d'agir, la matière blennorrhagique coule en moins grande quantité et finit par s'épuiser. On obtient le même succès en introduisant une bougie deux ou trois fois par jour dans le canal de l'urèthre, où on la laisse séjourner pendant un quart d'heure et même au-delà. Pour la rendre plus active, on peut l'enduire d'onguent mercuriel. Dans les cas où l'on a lieu

de supposer que l'écoulement est entretenu par le vice scrofuleux,
on emploie avec le plus grand succès les injections avec l'eau distillée, additionnée d'une goutte de teinture d'iode pour 30 grammes,
dose qu'on peut augmenter ou diminuer selon les effets produits.
Enfin, quand tous les moyens ont échoué, il en reste encore un
plus puissant, c'est la cautérisation du canal de l'urèthre ; mais nous
ne devons que le signaler, car le médecin seul peut le mettre à
exécution.

Chez les femmes on emploie les injections astringentes d'acétate
de plomb ou de sulfate de zinc et même celles de nitrate d'argent, à
raison de 30 à 50 centigrammes pour 30 grammes d'eau distillée.
L'injection étant pratiquée dans le vagin, on tamponne celui-ci avec
un morceau de charpie trempée dans le même liquide. Cette opération est quelquefois assez douloureuse pour que la femme la supporte difficilement ; il en est qui conservent ces injections pendant
un temps assez long, le tampon l'empêchant de sortir du vagin.
Enfin, de même que chez l'homme, la cautérisation est un moyen
puissant de guérison ; mais le médecin seul peut aussi la pratiquer.

DES COMPLICATIONS DE LA BLENNORRHAGIE.

Les complications qui surviennent pendant le cours de la blennorrhagie sont très-nombreuses et plus ou moins graves. Nous allons les énumérer successivement, réservant les plus importantes
pour en traiter dans des articles particuliers.

On observe assez souvent sur la face inférieure de la verge, le
long du canal de l'urèthre, de petites tumeurs formées par l'engorgement des glandes qui se trouvent sur cette partie. Lorsque l'inflammation est très-violente, ces tumeurs suppurent ; ce sont de véritables abcès qui s'ouvrent tantôt en dedans du canal de l'urèthre,
tantôt à l'extérieur. Nous engageons nos lecteurs à s'adresser immédiatement à un médecin, car il n'est jamais prudent de laisser ces
abcès s'ouvrir d'eux-mêmes. Dans quelques cas, ces tumeurs n'arrivent point à suppuration, elles n'augmentent point alors de vo-

lume, deviennent dures et persistent plus ou moins dans cet état.

Ordinairement, dans la blennorrhagie, l'inflammation s'arrête à une portion limitée du canal de l'urèthre; mais assez souvent elle se propage jusqu'à la glande prostate, au col de la vessie et aux vésicules séminales. On sera en droit de soupçonner que la prostate est intéressée lorsque les malades se plaindront d'une pesanteur incommode au périnée et à l'anus, d'une sensation factice du besoin incessant d'aller à la garde-robe. Quand le col de la vessie est enflammé, le malade éprouve à chaque instant le besoin d'uriner, il rend après de violents efforts une très-petite quantité de ce liquide, et le passage de celui-ci dans le canal lui fait éprouver de très-vives douleurs qui persistent même après son expulsion. Dans ces divers cas, la région du périnée est le siége d'une chaleur, d'un gonflement et d'une sensibilité souvent fort douloureux. Enfin l'inflammation se propage quelquefois jusqu'à la vessie : le malade éprouve dans ce cas une vive douleur au bas-ventre, qui est brûlant et tendu ; l'urine est trouble, épaisse, et contient même souvent une assez grande quantité de sang. Un commis marchand que nous eûmes occasion de soigner se trouvait dans ce dernier cas : à la suite d'une blennorrhagie extrêmement violente, il avait ressenti sur le trajet du canal de l'urèthre et dans le bas-ventre de vives douleurs ; bientôt l'urine était devenue épaisse, très-chargée, d'un rouge brunâtre, car elle contenait une quantité de sang considérable. L'inflammation avait gagné les conduits des reins, et peut-être même ces organes, car le malade souffrait en effet beaucoup sur la région qu'occupent ces parties. Nous conserverons toujours la mémoire des douleurs horribles auxquelles il était en proie toutes les fois qu'il voulait satisfaire à ses besoins incessants d'uriner. Le liquide rendu après des efforts extrêmes aurait à peine rempli la coquille d'une noix ; mais immédiatement après l'expulsion de l'urine, survenait une douleur atroce, que le malade comparait à celle qui aurait été produite par le passage d'un fil de fer rougi au feu sur le trajet du rein, de l'uretère, de la vessie et du canal de l'urèthre, puis une ou deux gouttes de pus apparaissaient au bout de la verge. Nous fîmes immédiatement appliquer vingt sangsues au périnée, le malade prit deux bains par jour, et à l'intérieur six cuillerées, par jour aussi, de la potion de *Chopart*. Au bout d'une semaine, tous les symptômes inflammatoires avaient disparu, la dose de la potion fut diminuée, et, quinze jours plus tard, cette maladie qui se présentait avec des apparences si graves était complétement guérie.

Lorsque l'inflammation est considérable, elle se propage aux vaisseaux blancs, connus en médecine sous le nom de *vaisseaux lymphatiques*. Quand cette complication doit avoir lieu, on voit ordinairement une ligne rouge apparaître sur le dos de la verge, puis une corde assez dure qui se dirige vers le pubis ou vers l'aine. Enfin les glandes de cette partie peuvent s'engorger et former ce que l'on appelle un *bubon*, ou vulgairement un *poulain;* mais ce bubon n'a aucune importance, il dure peu de temps et arrive rarement à suppuration, différant ainsi du véritable bubon dont nous nous occuperons plus tard. Les applications de sangsues et tous les médicaments adoucissants sont ici indiqués dès le début de la maladie.

Nous avons dit que, dans la blennorrhagie, il y avait des érections extrêmement fréquentes et souvent très-douloureuses, surtout lorsqu'une inflammation intense occasionne ce qu'on appelle la *chaude-pisse cordée*. Ces érections prennent quelquefois un caractère effrayant, et elles constituent à elles seules une véritable maladie connue en médecine sous le nom de *priapisme*. « Quand le priapisme parvient au dernier degré, dit un auteur, la tension de la verge se propage au périnée, à la vessie, à l'intestin ; ces parties prennent un gonflement considérable. Il se manifeste une sorte de mouvement fébrile ; la tête devient douloureuse, la soif s'allume ; il y a de l'agitation, de l'anxiété; quelquefois du délire, souvent des douleurs dans les reins et dans le bas-ventre ; l'urine coule difficilement, quelquefois son émission est totalement impossible. » Il est inutile de diriger un traitement particulier contre ces érections, qui cèdent au traitement anti-inflammatoire de la blennorrhagie.

Bien souvent la présence d'un chancre vient compliquer la blennorrhagie et lui donner un caractère tout différent. Ce serait ici le cas d'éclaircir une question dont la solution, du reste, n'est douteuse aujourd'hui que pour les hommes aveuglés par la routine ou poussés par la plus insigne mauvaise foi. Nous voulons parler de la distinction des blennorrhagies en vénériennes et non vénériennes; mais nous croyons que cette question sera mieux comprise lorsque nous nous serons occupé du chancre et de l'infection syphilitique en particulier. Nous nous étendrons alors longuement sur ce point si intéressant de la science.

« La maladie qui nous occupe, dit l'auteur anglais déjà cité, donne naissance quelquefois à des symptômes extraordinaires. Un homme contracta une gonorrhée ; lorsque les symptômes inflammatoires étaient sur leur déclin, l'urèthre perdit la faculté involontaire aussi bien que la faculté volontaire de retenir l'urine. Ce liquide s'écoulait involontairement, sans que le malade pût l'arrêter. Je conseillai à celui-ci de ne rien faire, et d'attendre quelque temps, parce que les moyens de traitement auraient été probablement plus pénibles que la maladie elle-même, bien qu'elle lui fût fort désagréable, surtout dans le monde. L'incontinence d'urine diminua peu à peu, et se dissipa entièrement. »

L'inflammation blennorrhagique ne se borne pas toujours au canal de l'urèthre et aux organes urinaires : chez les individus d'un tempérament sanguin et facilement irritable, elle se porte quelquefois sur les articulations des membres, donnant lieu à une grave maladie. Assez fréquemment elle se porte sur les yeux, soit que l'écoulement uréthral ait été brusquement arrêté, que par un déplacement tout naturel il ait changé de localité, soit que la matière de l'écoulement ait été mise en contact avec la membrane oculaire connue sous le nom de *conjonctive*. Cette dernière cause est assez fréquente lorsque les malades, insoucieux ou négligents, portent les doigts à leurs yeux immédiatement après avoir touché la verge. Dans ce cas l'inflammation peut être bornée à un seul œil. Une particularité que nous devons signaler, et dont on s'explique facilement les causes, c'est que les hommes sont bien plus souvent atteints de cette inflammation que les femmes. « L'ophthalmie blennorrhagique s'annonce d'abord par une douleur légère, qui augmente lentement pendant les deux premiers jours. Ensuite la chaleur devient excessive, la sensibilité extrême, la douleur intolérable ; la conjonctive se gonfle considérablement, et bientôt elle verse de toute sa surface une mucosité jaune, verdâtre, semblable à celle de l'urèthre. Quelquefois le gonflement ne permet plus aux paupières de se rapprocher suffisamment pour couvrir le globe de l'œil ou produit leur renversement en dehors. Dans certains cas, on aperçoit quelques vaisseaux sanguins sur la cornée elle-même ; plus tard, cette membrane devient obscure, de petits foyers purulents se forment entre ses lames, des ulcérations partielles se succèdent ; et quelquefois la cornée, détruite dans toute son épaisseur, ouvre un

passage aux humeurs de l'œil, lequel se vide entièrement et se réduit
à un simple moignon. On a vu cette série de phénomènes se dévelop-
per dans l'espace de sept à huit jours. Une affection aussi grave
excite une fièvre violente, une soif ardente, un vif mal de tête,
des douleurs générales et une insomnie opiniâtre » (Boyer). Nous
n'avons pas besoin d'ajouter que l'ophthalmie blennorrhagique est
une maladie grave, qui exige un traitement très-prompt et très-
actif. Des applications de sangsues au début, des bains locaux au
moyen d'œillères remplies avec la décoction de graines de lin. Plus
tard un vésicatoire à la nuque. Les yeux doivent être soustraits au
contact de la lumière, car la moindre excitation aggraverait beaucoup la maladie. (Voir pour plus de détails notre *Hygiène et Maladies des Yeux* (1).

Arrivons enfin à une maladie qui se présente assez fréquemment
pendant la blennorrhagie, à l'inflammation et à l'engorgement des
testicules, maladie connue vulgairement sous le nom de *chaude-pisse
tombée dans les bourses*. Le premier signe de cette affection consiste dans une espèce d'empâtement douloureux qui se change bientôt en un gonflement plus ou moins considérable, accompagné de
vives souffrances sous la moindre pression. Le plus ordinairement la
peau des bourses est chaude et rouge ; la tumeur formée par le testicule est pesante, de forme ovoïde, et l'engorgement se prolonge
souvent le long du cordon testiculaire jusqu'au ventre. (Voir notre
planche I, fig. 1, *a*). La douleur est alors fort intense, et chez
les individus irritables, elle détermine quelquefois, sympathique-
ment des hoquets, des vomissements et même des convulsions ; il y
a dans ce cas une fièvre très-vive. La marche de cette affection est
ordinairement très-rapide ; dans certains cas le testicule prend un
volume considérable en quelques heures. Le plus souvent la maladie
siége d'un seul côté ; mais on la voit quelquefois passer brusquement d'un côté à l'autre, et dans ce cas elle attaque les deux testicules à la fois, ou bien le premier côté malade revient brusquement
aussi à l'état ordinaire. « Le testicule gauche est le plus souvent
malade. Cette différence de fréquence entre les deux côtés est pré-
cisément en rapport avec la position que les malades donnent à leur

(1) Vol. in-8°, orné de trois planches coloriées avec soin, prix : 1 fr. 50 c.
Paris, Moquet, libr.-éditeur ; et chez l'Auteur, rue Saint-Nicolas-d'Antin, 9.

scrotum ; relativement à la couture du pantalon : ceux qui portent à gauche, et ce sont les plus nombreux, sont affectés du côté gauche, et *vice versâ* ; de telle façon que c'est l'organe qui n'est pas soutenu par le pantalon qui devient plus aisément malade. Les exceptions à cette règle sont rares et s'expliquent par l'action des autres causes prédisposantes qui peuvent quelquefois prévaloir. » (Ricord). Il est rare que la maladie dont nous nous occupons survienne dans les premiers jours de l'établissement de la blennorrhagie ; elle ne se déclare guère avant la troisième semaine, et, quoi qu'en disent certaines personnes, elle peut fort bien exister en même temps que l'écoulement. Sa complication la plus fréquente est l'épanchement de liquide dans les bourses connu sous le nom d'*hydrocèle*.

Dans les cas les plus ordinaires, cette maladie n'est point grave ; elle se termine presque toujours d'une manière heureuse et assez prompte, quand elle a été traitée convenablement. Nous ne pouvons cependant pas taire que, dans quelques cas, elle se termine par suppuration. La principale cause de cette affection est sans nul doute l'extension de l'inflammation du canal de l'urèthre au testicule, de proche en proche ou par sympathie ; mais on ne peut nier qu'elle ne soit due souvent à la négligence du malade pour l'usage du suspensoir ou à l'emploi de médicaments trop actifs administrés dans le but d'arrêter l'écoulement d'une manière rapide. Nous fûmes appelé dernièrement pour un cas auquel on ne pouvait pas évidemment assigner d'autre cause. Voici le traitement que nous avons mis en usage et que nous recommandons à nos lecteurs ; car nous l'avons vu bien des fois couronné de succès. La peau étant rasée sur le trajet du cordon testiculaire, nous fîmes appliquer immédiatement quinze sangsues, en recommandant au malade de prendre aussitôt un bain tiède et de laisser couler les piqûres de manière à perdre le plus de sang possible. Le bain devait être renouvelé le soir. En même temps nous prescrivîmes un gramme de calomel en poudre qu'on incorpora dans un morceau de confiture pour l'avaler plus facilement. Le malade eut deux ou trois évacuations, et déjà l'agitation continuelle qu'il éprouvait s'était un peu calmée, il put dormir pendant la nuit. Le lendemain nous fîmes appliquer dix autres sangsues au périnée ; on continua les bains. L'écoulement avait cessé, et tous les phénomènes inflammatoires disparurent au bout de cinq ou six jours. Mais le testicule était toujours volumineux, et nous eûmes recours à la compression de la manière indiquée par M. Ricord, avec des bandelettes de sparadrap de Vigo *cum mercurio*. Nous refoulâmes doucement le testicule vers la partie inférieure des bourses, et nous l'entourâmes circulairement en commençant par la partie supérieure, et évitant autant que possible de faire des plis à la peau. D'autres bandelettes furent placées de manière à exercer la compression de bas en haut, enveloppant ainsi le testicule dans une espèce de panier dont les anses étaient retenues en haut par quelques tours de bande. Le testicule ainsi revêtu fut maintenu par un suspensoir, et le malade se trouva tellement soulagé qu'il put vaquer à ses affaires, même à l'extérieur de la maison. Deux jours après, la diminution de la tumeur était notable, les bandelettes que nous avions placées ne comprimaient plus et nous fûmes obligé de les renouveler. Cette dernière compression suffit; au douzième jour du traitement le malade était guéri. Ce mode de traitement réussit ordinairement fort bien; mais il est des personnes qui ne peuvent point le supporter, il augmente les douleurs, et on doit se hâter de l'enlever, afin d'éviter les accidents. Lorsqu'on peut l'appliquer, il est on ne peut pas plus important de le surveiller pour renouveler la compression à mesure que l'organe diminue. Dans les cas où on ne peut pas avoir recours à ce moyen si efficace, on doit se contenter des cataplasmes émollients et des onctions avec l'onguent mercuriel double. Nous n'indiquons pas le moyen de remédier à l'hydrocèle ou épanchement de liquide dans les bourses, car le médecin seul peut y avoir recours.

SUITES DE LA BLENNORRHAGIE.

Ce sujet ne nous arrêtera pas longtemps, bien qu'il soit fécond et très-intéressant; mais les maladies de la vessie ou de l'urèthre dont nous aurions à nous occuper ne peuvent être traitées que par le médecin, et ce que nous pourrions en dire serait presque complétement inutile pour le lecteur. Il en est une cependant, la plus fréquente, qui, même dans la plupart des cas est la cause de toutes les autres, nous voulons parler des rétrécissements du canal de l'urèthre, sur lesquels nous croyons devoir présenter quelques considérations, bien que, le plus souvent, le médecin seul puisse diriger le traitement.

La blennorrhagie serait une maladie légère et sans importance, si elle n'avait pour résultat de produire quelquefois un rétrécissement sur un ou plusieurs points du canal de l'urèthre. Le plus ordinairement il n'existe qu'un ou deux rétrécissements ; mais il est des auteurs qui disent en avoir rencontré sept ou huit, et nous nous rappelons avoir vu dans le service de M. Ricord, à l'hôpital des Vénériens, un individu dont le canal de l'urèthre était rétréci dans toute sa longueur, avec des points d'intersection de distance en distance. Les rétrécissements ne sont pas tous de la même nature : les uns sont dus à une altération dans la structure d'une partie du canal, les autres à une action purement nerveuse, à un véritable spasme; dans quelques cas ils sont produits par l'engorgement de la glande prostate, par des cicatrices survenues à la suite d'une maladie des tissus voisins, dans d'autres cas enfin par une combinaison de ces diverses causes.

« Au début des rétrécissements organiques de l'urèthre, les malades s'aperçoivent d'abord que le besoin d'uriner se renouvelle plus fréquemment qu'autrefois; que lorsqu'il paraît satisfait et que les dernières portions du liquide semblent expulsées, quelques gouttes de celui-ci suintent encore et mouillent les vêtements. Le jet de l'urine semble ensuite diminué de volume, il se contourne, il se bifurque, est projeté moins loin qu'auparavant. Ces phénomènes dépendent de l'étroitesse de l'ouverture de la coarctation : arrivé à plein canal, en effet, jusqu'au rétrécissement, le flot de l'urine y passe à une sorte de filière, et arrivant de là dans une portion de nouveau élargie, le filet qui en résulte va se heurter contre les parois de cette partie du conduit, s'y frotte et perd ainsi sa force aussi bien que sa rectitude normale, en même temps que son diamètre décroît. Cet état se prolonge souvent durant un temps considérable; mais une époque arrive où le jet de l'urine n'est plus représenté que par un filet mince, sans force, tombant perpendiculairement entre les pieds du malade. Puis, à ce filet, de plus en plus ténu et plus faible, succèdent des gouttes qui se pressent, et enfin la rétention complète d'urine, ou l'incontinence produite par le regorgement.

A mesure que la maladie fait des progrès, les besoins d'uriner deviennent plus rapprochés, plus longs à satisfaire, exigent plus d'efforts de la part des malades. Ils finissent par être presque incessants, et à chaque fois ne procurent que l'issue de quelques cuillerées de liquide. Il n'est pas rare de voir, lorsque l'affection est arrivée à ce degré, les malades se cramponner aux meubles, se courber en avant, se livrer à des efforts tels, que des hémorrhoïdes, des hernies, des palpitations, des congestions pulmonaires ou cérébrales en sont le résultat. Le visage se colore d'un rouge intense, la sueur ruisselle, les veines du cou et de la tête se gonflent, les jambes tremblent, des étourdissements surviennent, et très-souvent les matières fécales sortent en même temps que l'urine. Le patient ne peut vider la vessie qu'en se plaçant dans la même position que pour aller à la selle. On ne saurait rien concevoir de plus pénible qu'un état semblable, l'organisme tout entier en est ébranlé ; et, soit mécaniquement, soit par l'effet des sympathies qui unissent les voies urinaires aux viscères principaux, l'appétit s'éteint, les digestions languissent, la nutrition s'altère, la maigreur et le dépérissement surviennent » (Lallemand et Bégin). On reconnaît les rétrécissements dus à un état spasmodique en ce que l'effet produit n'est pas permanent ; tout rentre dans l'ordre en effet du moment où le spasme cesse. Les rétrécissements sont presque toujours moins douloureux en été qu'en hiver ; nous avons vu des malades chez qui les symptômes s'exaspéraient singulièrement dès les premières journées de froid. Toutes les causes d'irritation, les excès de régime, etc., aggravent toujours les souffrances. Quelques personnes timorées attribuent les rétrécissements à l'usage des injections : nous croyons, au contraire, avec M. Ricord, qu'employées dès le début de la maladie, elles préviennent plutôt qu'elles ne favorisent la formation des rétrécissements en faisant cesser brusquement les désordres ; cependant il est certain que quand la dose de la substance active est trop élevée, l'injection, surtout chez les individus d'un tempérament irritable, peut augmenter l'inflammation et par suite les chances de rétrécissement. Les femmes, quoique moins sujettes au rétrécissement du canal de l'urèthre que les hommes, n'en sont cependant point exemptes. Ces affections surviennent quelquefois pendant que la blennorrhagie est à l'état aigu, mais bien plus souvent pendant l'état chronique.

Le traitement n'est pas toujours, de bien s'en faut, chose facile, surtout lorsque le rétrécissement est considérable. Nous conseillons donc aux malades de s'adresser, s'il est possible, à un médecin. Ce n'est que lorsqu'ils seront privés de son secours qu'ils pourront mettre en œuvre le traitement dont nous allons parler. En règle générale, les rétrécissements sont guéris d'autant plus vite qu'ils sont moins anciens : on devra donc chercher à arrêter leurs progrès et à les détruire dès l'apparition de l'un des symptômes que nous avons signalés. Lorsque le rétrécissement existe dans la période aiguë, il cède souvent à l'influence des médicaments dirigés contre l'inflammation. Lorsqu'il a lieu pendant la période chronique, si l'altération des tissus n'est pas considérable, il peut encore disparaître après l'emploi de l'onguent napolitain, appliqué par couches épaisses. Mais, il faut le dire, le plus ordinairement on est obligé d'en venir à l'emploi des instruments dilatateurs connus sous le nom de *bougies.* Ce sont des tiges élastiques, de forme cylindrique et terminées par une extrémité arrondie, qu'on introduit dans le canal de l'urèthre pour le dilater. Il y en a de tous les calibres, et ce n'est qu'en en introduisant plusieurs successivement qu'on pourra arriver à reconnaître celle dont le calibre correspondra à celui du canal au point rétréci. On doit d'abord essayer les plus petites, après les avoir enduites d'huile d'olives pour favoriser le glissement. Il importe de ne pas trop se presser dans cette opération, surtout quand on l'exécute pour la première fois. Chez les individus d'un tempérament irritable il survient assez souvent un resserrement spasmodique qui empêche l'introduction de la bougie; dans quelques cas l'action nerveuse cesse quand on frictionne le périnée avec une main tandis que de l'autre on pousse la bougie; mais le plus souvent on réussit mieux en laissant la bougie en place pendant quelque temps, pour la pousser ensuite de nouveau. « Lorsque le passage est très-étroit, il n'est pas facile de reconnaître si la bougie a réellement pénétré dans le rétrécissement, car les bougies fines qu'on est obligé d'employer d'abord fléchissent si facilement que l'opérateur peut croire qu'elles passent, tandis qu'elles ne font que plier de plus en plus. Toutefois on doit, en général, s'assurer du siége du rétrécissement au moyen d'une bougie d'un volume moyen, puis en employer une plus fine, et, quand on arrive au rétrécissement, pousser avec douceur et seulement pendant un certain temps. Si la bougie est entrée plus avant

dans l'intérieur de la verge, on constate s'il est bien vrai qu'elle ait
pénétré dans le rétrécissement, en suspendant la pression qu'on exer-
çait sur elle ; car si elle revient en arrière, on peut être sûr qu'elle
n'a point pénétré, ou au moins qu'elle a pénétré fort peu et qu'elle
n'a fait que plier ; en effet, la bougie est forcée d'opérer un mouvement rétrograde, tant à cause de son élasticité naturelle que parce
que la direction du canal, qui a été changée, se rétablit. Mais si la
bougie reste fixe dans sa position et ne subit aucun recul, il est certain qu'elle a pénétré dans le rétrécissement » (Hunter). La bougie doit-elle rester longtemps dans le canal de l'urèthre ? Cela dépend
des sensations qu'éprouve le malade. D'après l'expérience que nous
en avons faite souvent, nous conseillons de ne la laisser en place que
pendant dix minutes ou un quart d'heure, une demi-heure tout au
plus. Il est certain que, dans ce court espace de temps, on produit
autant d'effet que si la bougie restait en permanence, et on ne s'ex-
pose point à fatiguer les organes. Cependant, lorsque l'introduction
des bougies est très-difficile, il vaut mieux les maintenir en place le
plus longtemps possible. A mesure que la dilatation s'opère, on passe
des bougies de plus en plus grosses. Voilà tout ce que nous avions à
dire sur une opération que les malades s'habituent très-bien à faire
par eux-mêmes, lorsque les rétrécissements sont récents et peu diffi-
ciles à franchir.

DE LA SYPHILIS.

(VÉROLE).

Nous allons aborder l'étude de maladies nombreuses, reconnaissant toutes la même origine, l'introduction dans le corps d'un virus
infectant, virus agissant d'abord localement, puis d'une manière générale. Aussi ces affections, quoique présentant des caractères extrêmement variés, peuvent-elles être regardées comme les accidents
divers d'une maladie unique, connue sous le nom de *syphilis* ou
vulgairement de *vérole*, maladie dont la durée peut être indéfinie.
Nous ne perdrons pas ici notre temps à rechercher, avec les auteurs,
si la syphilis a existé de tout temps, ou si elle a pris naissance vers la

fin du quinzième siècle ; si elle a été importée de l'Amérique ou des parties méridionales de l'ancien continent. Ces diverses opinions ont été soutenues par des auteurs d'un grand talent, et , après ces longs et interminables débats, la question n'est pas encore résolue. Laissons-la donc dans l'état de doute d'où elle ne sortira probablement jamais. Quoi qu'il en soit, au rapport des auteurs contemporains, la syphilis sévissait avec une telle intensité vers l'an 1493, qu'on la regardait comme une maladie épidémique. Elle était caractérisée par les plus effrayants symptômes : des ulcères profonds et étendus qui détruisaient quelquefois complétement les organes génitaux, les lèvres et les parties internes de la bouche, des maladies de la peau, dégoûtantes et répandant une odeur infecte, des tumeurs de mauvaise nature qui atteignaient jusqu'aux os, et déterminaient leur mortification et leur chute. A cette époque la science était encore désarmée contre ce terrible fléau, et les hommes de l'art, impuissants contre ce travail incessant de désorganisation, ne pouvaient que constater la longue agonie des malheureux malades condamnés à voir la mort emporter chaque jour un lambeau de leur corps. Plus tard on découvrit un médicament spécifique, le mercure, et on obtint de son emploi un si grand avantage , que le peuple , dans sa reconnaissance , voulut, dit-on, lui élever des autels. Depuis lors, grâce aux secours de la médecine, le nombre des malades présentant les horribles symptômes signalés plus haut a été en décroissant, et aujourd'hui, quoique la syphilis soit malheureusement très-répandue, il est extrêmement rare qu'elle offre ces graves caractères. Grâce aux progrès de la science et aux notions hygiéniques qui se propagent de plus en plus, nous espérons fortement que ces cas ne se représenteront pas. Nous irons plus loin , et nous désirons vivement que notre voix soit entendue de tout le monde : IL SUFFIT D'UN PEU D'ATTENTION ET DE BON VOULOIR DE LA PART DE CHACUN POUR QUE LA VÉROLE SOIT, AU BOUT DE PEU DE TEMPS, DÉTRUITE A TOUT JAMAIS. Qu'on tienne bonne note de ce que nous avançons ici ; nous en donnerons plus tard la preuve, en indiquant le moyen très-facile d'arriver à la destruction de ce fléau.

L'étude de la syphilis, si compliquée autrefois, a été réduite à un état de simplicité extrême par les travaux remarquables des auteurs modernes, et de M. Ricord en particulier. La syphilis est une maladie contagieuse, non pas à la façon de ces affections qui sont transmises d'un individu malade à un individu sain sans qu'on puisse saisir l'agent de communication, mais par le contact, par la pénétration du virus spécifique sur une partie dépouillée d'épiderme. Cette dernière circonstance est de rigueur ; il y a alors une véritable inoculation, et le pus ne tarde pas à déterminer une ulcération qui porte le nom de *chancre*. C'est la première période de la syphilis, ou l'*accident primitif*. Si la maladie est abandonnée à elle-même, elle fait toujours des progrès, le virus, ou poison vénérien, est absorbé et détermine des accidents d'une autre nature, comme le bubon (poulain), accidents qui ont reçu le nom d'*intermédiaires*, pour les distinguer de ceux qui ont lieu lorsque la maladie est passée dans le sang, en un mot des *accidents secondaires* (éruptions à la peau, pustules plates, ulcérations de la gorge, végétations, etc.). Enfin la maladie progresse toujours et l'économie est plus profondément affectée ; c'est alors que surviennent les *accidents tertiaires* (maladies des os, rigidité musculaire, paralysie, certaines affections nerveuses, etc.). Ainsi, la marche de la syphilis a été divisée en trois périodes bien tranchées qui réclament chacune un traitement particulier et spécifique. Nous allons donc suivre la maladie dans toutes ses phases, et si nos lecteurs veulent bien nous prêter une attention soutenue, nous espérons que cette étude, au premier abord si compliquée, leur paraîtra au contraire simple et facile.

ACCIDENT PRIMITIF.

CHANCRE.

Nous avons dit que le chancre consistait dans une ulcération spécifique, déterminée par l'inoculation d'un virus particulier. Pour que l'inoculation ait lieu, il faut essentiellement que le pus soit déposé sur une partie excoriée, qu'il pénètre en un mot sous l'épiderme, car si celui-ci restait intact, il n'y aurait aucun phénomène morbide. La maladie ne débute pas toujours de la même manière : « Si c'est le gland qui en est le siége, il apparaît en général une petite vésicule remplie de pus, sans induration notable ou inflammation apparente et avec très-peu de tuméfaction ; mais si la maladie atta-

que le frein et surtout le prépuce, il se manifeste une inflammation
plus considérable. Le prurit se change graduellement en douleur ;
dans quelques cas, la surface du prépuce s'excorie et ensuite s'ulcère ; dans d'autres, il apparaît, comme sur le gland, une petite
vésicule ou un petit abcès, qui forme un ulcère » (Hunter). Mais il
nous importe trop de reconnaître le chancre à son début, pour que
nous négligions de publier les résultats fournis à M. Ricord par l'i-
noculation artificielle du pus vénérien. « Dans les premières vingt-
quatre heures, le point piqué, comme dans la vaccine, rougit ; du
second au troisième jour, il se tuméfie un peu et présente l'aspect
d'une petite papule qu'entoure une auréole rouge ; du troisième au
quatrième jour, l'épiderme, soulevé par un liquide plus ou moins
trouble, prend la forme souvent vésiculeuse, offrant à son sommet
un point noir, résultat du desséchement du sang de la petite piqûre ;
du quatrième au cinquième jour, la sécrétion morbide augmente
et devient purulente ; la forme pustuleuse se dessine, et son sommet,
en se déprimant, lui donne un aspect ombiliqué qui la rapproche de
la pustule de la petite vérole. » Quand le pus vénérien est déposé
sur une surface dont la peau est enlevée, il ne se forme point de
pustule, et l'ulcération commence immédiatement : dans quelques
cas où le pus a pénétré plus profondément, le chancre débute par un
petit abcès.

Le chancre offre plusieurs variétés dont nous parlerons bientôt :
l'espèce la plus ordinaire, qu'on peut regarder comme le type, se
présente sous la forme d'un ulcère arrondi, d'une étendue et d'une
profondeur variables, à bords taillés à pic, irréguliers, dentelés et
comme renversés en dehors, dont le fond est inégal, grisâtre et
couénneux (Voir notre Pl. I, fig. 1, *b*.). Quelquefois il est entouré
par un cercle rouge ou brunâtre. La marche du chancre elle-même
a été divisée en deux périodes : l'une, dite *période de progrès*,
commence avec l'ulcération même, et, comme son nom l'indique,
finit au moment où le chancre ne fournit plus de pus contagieux ;
c'est le début de la seconde période dite de *réparation*. « La durée
de la période de progrès ne saurait être limitée ; cependant, dans le
chancre régulier, elle peut se terminer du premier au quatrième
septénaire, rarement plus tôt, souvent plus tard. Alors la période de
réparation s'annonce par la disparition de l'aréole, si celle-ci exis-
tait, par l'affaissement des bords, dont la marge prend une teinte

gris pâle à mesure qu'ils se recollent et s'inclinent vers le fond, sur lequel ils projettent bientôt des cercles concentriques de cicatrice ; le fond, à son tour, se déterge, et se couvre de bourgeons charnus de bonne nature, tandis que sa base se résorbe et disparaît. Le chancre régulier, qui n'est alors le plus souvent qu'une affection purement locale, peut parcourir ces différentes phases et arriver à une parfaite guérison sans aucun secours de l'art » (Ricord).

Nous venons de tracer les caractères du chancre régulier ; mais il importe beaucoup de reconnaître quelques variétés qui pourraient facilement induire en erreur sur la véritable nature de la maladie. La première a été désignée sous le nom de *chancre induré*. Dans ce cas, la base de l'ulcération devient le siége d'une induration circonscrite, ressemblant assez, comme l'a dit un auteur, à la moité d'un pois sec. Lorsqu'on porte les doigts sur la partie indurée, on éprouve une sensation d'élasticité particulière. Cette induration n'est pas primitive ; nous ne nous rappelons pas l'avoir observée avant le cinquième ou le sixième jour de la maladie. Dans quelques cas, cette induration gagne aussi les bords du chancre et donne à cet ulcère un aspect tout particulier ; quelquefois aussi, mais rarement, les bords seuls sont indurés et forment un véritable anneau. Ce chancre n'occasionne pas ordinairement de la douleur et il s'enflamme rarement. La seconde variété est le *chancre rongeur*. Ici, point d'induration, le chancre s'étend en surface plutôt qu'en profondeur, labourant, pour ainsi dire, les parties qu'il attaque. Leurs bords sont minces, taillés à pic, irréguliers, déchiquetés, décollés et renversés sur quelques points ; leur couleur est d'un rouge violet. Le fond du chancre est inégal et recouvert d'une couche grisâtre qui lui donne l'aspect d'un tissu frappé de gangrène. Dans quelques cas, au milieu de cette matière épaisse, on voit çà et là quelques végétations charnues qui donnent lieu à un écoulement de sang et prennent bientôt elles-mêmes l'aspect gangréneux. Ces chancres sont extrêmement douloureux et déterminent une vive inflammation. Ils présentent quelquefois un tel degré de malignité, qu'il est bien difficile de les arrêter dans leur marche. Nous ne perdrons jamais le souvenir d'un malheureux que nous avons vu à l'hôpital des Vénériens, dans le service de M. Ricord. Toute la partie inférieure du ventre, jusqu'au nombril, n'était qu'un vaste ulcère qui s'étendait par en bas jusqu'au tiers supérieur des deux cuisses et gagnait tous les jours en surface. On avait employé vainement tous les remèdes imaginables. Le malade nous dit que son affection datait seulement de six mois. Sa constitution était profondément altérée par les souffrances atroces qu'il avait endurées pendant ce laps de temps, et il en était réduit à désirer ardemment la mort. Une troisième variété est le *chancre rongeur gangréneux*. Ici, à la suite d'une inflammation locale, la gangrène survient sur les parties affectées, et dans cette mortification des tissus, l'ulcère vénérien, le chancre, se trouve le plus ordinairement détruit; ainsi, lorsque les portions gangrénées se détachent, elles laissent à nu un ulcère qui se conduit en tout à la manière des ulcères simples. Si le chancre était peu étendu en surface, la variété dont nous venons de parler ne serait pas fort dangereuse; mais souvent la gangrène s'étend en profondeur et détruit la verge en tout ou en partie, ou bien elle donne lieu à des perforations, à des fistules dont la guérison est très-difficile. Du reste, il faut le dire, les deux dernières variétés du chancre ne surviennent guère que chez des individus dont la constitution est déjà détériorée.

Les trois variétés dont nous venons de parler n'existent pas toujours d'une manière particulière; elles se combinent quelquefois entre elles et présentent des variations très-grandes quant à l'aspect et à la marche des ulcères. Tantôt, en effet, au moment où la cicatrisation semblait avancer avec rapidité, ce travail s'arrête subitement, et le chancre ravivé prend tous les caractères des chancres rongeurs; tantôt la cicatrisation s'opère sur un point, tandis que la maladie fait toujours des progrès de l'autre; tantôt, enfin, lorsque tout semblait faire présager une guérison prochaine, on voit survenir de l'inflammation et la terminaison par gangrène.

En raison du mode de propagation du chancre, les organes génitaux sont le siége le plus fréquent de cette affection, et les parties sur lesquelles on l'observe le plus souvent sont le gland et le prépuce chez l'homme; les grandes et les petites lèvres et l'entrée du vagin chez la femme. En un mot, il est remarquable que les endroits où la peau forme un repli, un cul-de-sac, sont le plus souvent attaqués. Dans quelques cas, le chancre a son siége sur une partie plus ou moins profonde du canal de l'urèthre, et cette circonstance, longtemps méconnue, a jeté la confusion dans l'esprit des observateurs superficiels qui se sont obstinés à regarder la blennorrhagie et la syphilis comme deux maladies de même nature. Il résulte, au contraire,

des expériences nombreuses de M. Ricord, expériences que nous
avons répétées sous toutes les formes et que chacun peut répéter
comme nous, que ces deux maladies diffèrent essentiellement l'une
de l'autre, la blennorrhagie ne donnant jamais à craindre pour les
suites d'une infection constitutionnelle, comme nous le prouverons
dans un instant. Le chancre, au contraire, étant suivi le plus souvent des accidents constitutionnels qui caractérisent la vérole, est
compliqué quelquefois par la blennorrhagie, dont il peut même être
la seule cause par l'inflammation qu'il détermine dans le canal de
l'urèthre. Du reste, on se rend compte de la persistance de certains
auteurs à soutenir que la blennorrhagie peut déterminer les accidents
consécutifs de la vérole, quand on pense aux difficultés qu'on éprouve
à découvrir par les moyens ordinaires l'existence d'un chancre dans
le canal de l'urèthre. Lorsqu'il n'est pas placé trop profondément, on
peut l'apercevoir en entr'ouvrant les bords du méat urinaire; dans
le cas contraire, on est réduit à des signes plus ou moins vagues,
comme l'empâtement ou l'induration qui existent sur un point de ce
canal, à la douleur que la pression ou le simple passage de l'urine
provoquent en cet endroit, à l'écoulement d'une matière sanguino-
lente. Mais il est un signe infaillible pour distinguer les blennorrhagies vénériennes des blennorrhagies simples; c'est l'inoculation de
la matière de l'écoulement. Partant de ce principe, que le pus fourni
par un chancre doit toujours, lorsqu'il pénètre dans nos tissus, donner naissance à un autre chancre, on a été conduit à faire des expériences qui ont confirmé de tous points cette proposition. M. Ricord, reprenant les travaux incomplets que nous avaient laissés les
auteurs sur ce sujet, a détruit tous les doutes qui pouvaient exister
à cet égard. Voici comment il a agi plusieurs fois sous nos yeux :
après avoir introduit sous l'épiderme, à la partie antérieure de la
cuisse, la pointe d'une lancette trempée dans la matière de l'écoulement, il appliquait au dessus de la piqûre un verre de montre maintenu en place par des bandelettes agglutinatives et une large bande
de linge roulée autour du membre. De cette manière on pouvait observer à chaque instant les progrès de l'inoculation; eh bien, en opé-
rant sur des quantités considérables de malades, on a toujours eu les
résultats suivants : le pus, pris sur un chancre à la période de progrès,
a constamment donné naissance à un autre chancre; la matière purulente des écoulements blennorrhagiques simples, inoculée de la

même manière et dans les mêmes conditions, n'a jamais produit d'ulcération spécifique. Mais il en est autrement lorsqu'un chancre existe dans le canal de l'urèthre ; alors la matière de l'écoulement entraîne avec elle le pus sécrété à la surface du chancre, et devient elle-même inoculable. Les adversaires de notre opinion pourraient demander la preuve de l'existence de ce chancre, et nous convenons qu'il serait difficile de la fournir dans la plupart des cas, par les raisons exprimées plus haut. Cependant des hommes courageux, faisant abnégation de leur santé dans l'intérêt de la science, ont entrepris sur eux-mêmes des expériences décisives. Ils ont contracté une blennorrhagie des plus violentes : l'inoculation de l'écoulement, répétée plusieurs fois, a toujours donné des résultats négatifs. Prenant alors du pus d'un chancre à la période de progrès, ils l'ont introduit dans le canal de l'urèthre à une certaine profondeur. Au bout de quelques jours, la matière de l'écoulement, inoculée de nouveau, a donné naissance à un chancre parfaitement caractérisé. Cette preuve est, ce nous semble, des plus concluantes. Il y a mieux encore, et nous pouvons fournir des preuves matérielles : les affections dont nous nous occupons n'entraînant point la mort des malades, on ne peut pas ordinairement ouvrir le canal de l'urèthre et montrer le chancre aux yeux des incrédules ; mais dans les grands établissements spéciaux, où l'on reçoit un nombre considérable d'individus, quelques-uns d'entre eux sont affectés parfois de graves maladies pendant la durée du traitement syphilitique, et succombent. Nous avons été témoin de plusieurs faits semblables. Eh bien, toutes les fois que l'inoculation avait eu un résultat négatif, on a trouvé le canal de l'urèthre parfaitement intact ; toutes les fois, au contraire, que l'inoculation avait donné naissance à un chancre, on a trouvé un ou plusieurs de ces ulcères à des profondeurs diverses ; nous nous rappelons en avoir vu jusque dans la vessie. Ce sont là des preuves matérielles, des preuves irrécusables, qui se sont présentées un assez grand nombre de fois pour que le doute ne soit plus permis. Disons-le donc hautement, un individu qui a contracté une blennorrhagie, quelque violente qu'elle soit, n'a pas à craindre l'infection constitutionnelle qui survient si souvent à la suite du chancre, et le seul moyen de distinguer un écoulement simple d'un écoulement virulent, c'est l'inoculation, opération fort simple que les gens du monde, privés des secours du médecin, peuvent très-bien exécuter eux-mêmes, en se servant, à défaut de lancette, d'un grattoir ou même d'une épingle. Nous avons indiqué ailleurs cette manœuvre en parlant de la vaccine (1). Les médecins qui professent des opinions contraires aux nôtres ont cherché à jeter de la défaveur sur l'opération dont nous venons de parler. Accablés par les preuves matérielles citées plus haut, ils ont fait une dernière tentative pour éteindre la lumière sous le boisseau, en prétendant que l'inoculation exposait les malades à de graves dangers, et que dans tous les cas c'était une opération immorale. Cette dernière objection est trop pitoyable pour que nous nous y arrêtions un seul instant ; quant à la première, nous répondrons que sur un nombre infini d'inoculations que nous avons pratiquées et vu pratiquer, il n'est pas survenu un seul accident grave. Aussi, dans tous les cas douteux de blennorrhagie, proposons-nous cette opération à nos malades, et pas un qui n'accepte avec empressement. Comment hésiter, en effet, entre notre méthode qui lève si promptement toutes les incertitudes, sans augmenter, comme on l'a dit, les chances d'infection, et la méthode ancienne qui condamne tous les malades sans exception à un traitement long, dispendieux, inutile le plus souvent, et les laisse toujours dans l'inquiétude sur ses résultats ?

Nous ne devons pas oublier de mentionner deux accidents quelquefois très-graves qui surviennent chez certains individus. Dans l'état normal, lorsque la verge n'est point en érection, la peau qui la recouvre, lâche et abondante, descend sur le gland et l'enveloppe par un repli connu sous le nom de *prépuce* ; dans l'état d'érection, au contraire, le gonflement de la verge amène le retrait en arrière du prépuce, et le gland reste à découvert. Mais quand la présence d'un chancre détermine l'inflammation et le gonflement de ce repli cutané, la peau est attirée d'arrière en avant, tandis que le gland est repoussé en arrière, et l'érection cause d'atroces douleurs. « Cet état du prépuce entraîne souvent des suites graves, surtout quand il y a des chancres derrière le gland. En effet, le gland se trouvant situé entre l'orifice du prépuce et les ulcères, remplit la totalité de la cavité du prépuce, et souvent si exactement que le pus qui provient des ulcères ne peut se frayer un passage en avant entre le gland et le prépuce, de sorte qu'il forme une collection purulente en ar-

(1) *Hygiène et Maladies de la Peau*, par le docteur H. CROSILHES. 1 vol. in-8°, orné de 17 gravures coloriées. Prix : 5 fr.

rière de la couronne du gland, et par conséquent un abcès, qui fait naître l'ulcération à la face interne du prépuce. Cet abcès s'ouvre à l'extérieur, et souvent le gland faisant hernie à travers cette ouverture, la totalité du prépuce se trouve rejetée du côté opposé, ce qui donne un aspect bifurqué à l'extrémité de la verge. D'un autre côté, soit que le prépuce, suffisamment mobile et large, soit retenu habituellement, dans l'état sain, en arrière du gland, soit qu'on le maintienne renversé sur le corps de la verge, pour le pansement des chancres, si, dans l'un et l'autre de ces cas, il survient de la tuméfaction tandis qu'il est dans cette situation, il en résulte ce que l'on appelle un *paraphimosis*. Lorsque le prépuce, après sa tuméfaction, est repoussé de force en arrière, il passe de l'état de *phimosis* (c'est le nom qu'on donne au premier accident) à celui de paraphimosis » (Hunter). Le phimosis est congénital chez quelques individus; il est extrêmement douloureux pendant les érections, car le gonflement de la verge tire fortement le prépuce en arrière, tandis qu'il est retenu en avant par le gland à cause de son orifice étroit. Quant au paraphimosis, il peut survenir chez les individus qui ont habituellement le gland découvert, et alors il est moins dangereux que quand il succède au phimosis. On comprend facilement que ce dernier cas ait lieu par suite de la tension dont nous parlions plus haut; le gland alors, débarrassé de son enveloppe, est comprimé par un collet qui l'étrangle et peut le faire tomber en gangrène. Le plus ordinairement cependant c'est ce repli cutané qui s'ulcère et finit par être détruit, après avoir donné lieu à divers accidents.

De ce que les organes génitaux sont le siége le plus fréquent du chancre, il s'ensuit que bien des personnes sont induites en erreur sur la véritable nature de cette affection lorsqu'elle siége sur une autre partie du corps. Nous l'avons dit et nous croyons urgent de le répéter : le pus virulent du chancre, transporté sur quel point du corps que ce soit, donne naissance à un chancre, pourvu qu'il puisse pénétrer sous la peau. Aussi observe-t-on quelquefois ces affections à l'anus, dans la bouche, au nez, aux yeux, aux oreilles, au mamelon des nourrices, soit que le pus y ait été déposé par mégarde ou dans des rapports contre nature, soit que le nourrisson, infecté par sa mère au moment de l'accouchement, infecte à son tour la nourrice. Nous nous expliquerons plus tard à ce sujet; mais nous pourrons dire par avance que dans tous les cas où la nourrice a été infectée par l'enfant, c'est que celui-ci était lui-même en proie aux accidents primitifs de la vérole, au chancre.

« Les ulcérations vénériennes qui occupent l'anus, chez la femme ou chez l'homme, et qui sont produites par des rapports contre nature (*a præpostera venere*), ont pour siége ordinaire la fin du raphé de l'anus ou la partie antérieure du sphincter qui représente la fourchette chez la femme. Si on écarte les bords de l'anus, on aperçoit le plus ordinairement, entre les plis que forme cet orifice à sa partie antérieure, une sorte de fissure ou un large ulcère à fond grisâtre, à bords durs et taillés à pic, reposant sur une base indurée saillante, quelquefois sur des tissus qui sont restés sains. La forme allongée des chancres de l'anus tient à la direction longitudinale des plis que la membrane muqueuse fait en ce point. On a donné le nom de *cristalline* à de petites tumeurs formées par le gonflement inflammatoire de cette tunique, lorsqu'elle est le siége d'une semblable ulcération. Les circonstances qui peuvent mettre sur la voie du diagnostic sont la douleur que le malade éprouve en allant à la selle, en marchant, ou lorsqu'on explore l'intestin avec le doigt, la disposition en entonnoir de l'anus et des parties molles environnantes, une sensibilité très-grande de toutes ces parties » (*Comp.*).

Les chancres de la bouche n'offrent rien de particulier, si ce n'est le gonflement des glandes voisines ; ceux du mamelon ressemblent quelquefois à des gerçures, mais le plus souvent ils offrent l'aspect caractéristique des chancres ordinaires. Les glandes de l'aisselle sont très-fréquemment engorgées.

Le diagnostic du chancre est en général facile ; on pourrait cependant le confondre avec les plaies produites par l'écorchure ou l'inflammation du gland et du prépuce, survenue à la suite d'un coït répété ou de toute autre circonstance ; mais ces plaies ont une forme irrégulière, sont ordinairement de couleur rosée et se cicatrisent avec facilité. Elles ne sont point suivies du gonflement des glandes de l'aine. Les blennorrhagies du gland sont souvent accompagnées d'ulcérations qui ont les plus grands rapports avec les chancres superficiels dont ces parties sont fréquemment le siége et on n'a pour les distinguer qu'un seul moyen, l'inoculation. Il est enfin une autre affection qu'on pourrait confondre avec le chancre si on l'examinait superficiellement, c'est celle que nous avons fait connaître dans le Traité des maladies de la peau, sous le nom d'*herpès pre-*

putialis ; mais on ne s'y trompera jamais, si on a examiné la maladie dès son début, en comparant le caractère des deux affections.

Considéré comme maladie locale, le chancre simple n'offre aucune gravité ; traité convenablement, il guérit, dans le plus grand nombre des cas, sans qu'on ait à craindre l'infection constitutionnelle. Il en est autrement pour l'espèce que nous avons fait connaître sous le nom de *chancre induré*, et M. Ricord a posé en principe que cette variété était le symptôme infaillible de la vérole constitutionnelle, qui se manifestait six semaines ou deux mois après l'infection, l'induration n'arrivant jamais avant le cinquième ou le sixième jour. Les variétés décrites sous les noms de *chancre rongeant* et de *chancre gangréneux* sont les plus graves, car outre les chances d'infection constitutionnelle, elles donnent lieu à des désordres locaux extrêmement graves.

Nous avons dit que le pus virulent pourrait séjourner impunément sur la peau parfaitement intacte, que pour donner naissance à un chancre, il devait être introduit sous l'épiderme : on pourrait se demander d'après cela comment le chancre se forme sur des parties où on n'observe aucune écorchure, où la peau paraît jouir de toute son intégrité ; mais, en vérité, l'épiderme des parties génitales est si ténu, surtout celui qui recouvre le gland et le prépuce, et il suffit d'une si petite solution de continuité pour la pénétration du virus vénérien qu'on s'explique parfaitement le mode d'infection pendant les rapports sexuels. L'arrachement ou même la déviation d'un seul poil à sa base, par suite des frottements réitérés de ces parties, pourrait fort bien en rendre compte. Disons aussi que certains hommes ont pu avoir des rapports avec des femmes dont les parties sexuelles étaient couvertes de chancres sans gagner la maladie. Ceux dont le gland est habituellement découvert sont bien moins exposés que les autres. De nombreux exemples viennent à l'appui de ce que nous avançons : ainsi, sur deux hommes qui ont eu des rapports successivement avec la même femme, l'un d'eux seulement est affecté de chancres, l'autre n'éprouve rien. Dans une orgie de jeunes gens on avait introduit une femme qui leur servit à chacun tour à tour ; ils étaient quatre : le premier qui se livra au coït avait des chancres, et ses camarades, n'en étant point prévenus, lui succédèrent dans cet acte. Au bout de quelques jours, le second acteur de cette scène étrange vit survenir un chancre à côté du frein de la verge ; ses deux successeurs ainsi que la femme n'éprouvèrent rien. Nous tenons ce fait de la personne elle-même que nous avons soignée. On peut se rendre compte de ce cas extraordinaire en admettant que le pus virulent déposé dans les parties génitales de la femme par le premier individu a été repris immédiatement par le second ; ainsi les deux autres et la femme ont été préservés de l'infection. Nous, pourrions citer une foule d'exemples à peu près pareils ; mais nous croyons en avoir dit assez pour que nos lecteurs se rendent compte de tous les accidents de ce genre.

Traitement. — Avant d'arriver au traitement du chancre, jetons un coup-d'œil sur les moyens qu'on met ordinairement en usage pour se préserver de cette affection. Plaçons au premier rang les enveloppes membraneuses imaginées par un anglais nommé *Condom*, fabriquées avec l'intestin ou la vessie de jeunes agneaux ou autres animaux, desséchés et assouplis ensuite par le trempage dans un mélange de son et d'huile d'amandes douces. Ces espèces d'étuis dans lesquels on introduit le membre viril seraient un préservatif certain ; mais malheureusement ils sont quelquefois perforés ou se déchirent pendant l'acte vénérien : de là préservation nulle ou incomplète. « Un ancien, dit Astruc, demandait autrefois avec assez de raison si l'on ne devrait pas mettre au rang des morts ceux qui naviguent en pleine mer, puisqu'ils ne sont séparés de la mort que par l'épaisseur d'une planche de quatre doigts. Ne peut-on pas demander de même s'il ne faut pas compter parmi les gens infectés ceux qui, chaque jour, ne se trouvent éloignés de l'infection que de l'épaisseur d'une peau mince, poreuse, facile à pénétrer, et le plus souvent déchirée ? Il faudrait à des débauchés, qui aiment à s'exposer ainsi aux dangers, non une peau aussi fragile, mais une triple cuirasse d'airain. » Nous devons ajouter aussi que ces enveloppes, dans leur forme ordinaire, ne garantissent nullement la partie couverte de poils ou pénil ni les bourses, et quoique ces parties soient moins exposées que les autres, elles sont assez souvent le siége de chancres. Les personnes prudentes ont le soin d'exiger que les femmes suspectes lavent à grande eau leurs parties génitales avant le coït, soit avec de l'eau pure, soit avec une solution légère de chlorure de soude. L'emploi simultané de ces lotions et des enveloppes membraneuses dont nous avons parlé nous paraît, dans l'état actuel de la science, le préservatif le moins incertain contre la syphilis. Nous recommanderons aux personnes qui s'exposeraient à la contagion d'abréger le plus possible le temps de contact des parties sexuelles et de chercher à uriner immédiatement après le coït, l'urine pouvant entraîner avec elle le pus virulent qui se serait introduit dans le canal de l'urèthre.

Mais le chancre débute, on l'a reconnu aux caractères signalés plus haut : que faut-il faire ? « Si le chancre est une affection d'abord locale, dit M. Ricord, comme l'expérience et l'expérimentation le prouvent, il faut être conséquent et faire ici ce que tout le monde est d'accord de faire lorsqu'il s'agit de la piqûre de la vipère ou de la morsure du chien enragé, c'est-à-dire détruire l'accident local le plus tôt possible, afin de prévenir l'absorption et les phénomènes consécutifs. Qu'on y réfléchisse bien, là est tout l'avenir de la vérole et la possibilité d'éteindre cet épouvantable fléau ; tandis que dans la proposition contraire se trouve son éternelle conservation. Prêchez la vérité aux gens qui s'exposent, dites-leur que jamais on n'a vu d'accidents secondaires survenir à la suite des chancres détruits avant le cinquième ou le sixième jour qui a suivi le *coït infectant*; et, en les obligeant alors à une attention minutieuse et à la destruction rapide et complète de tout phénomène primitif douteux, vous les sauverez de l'empoisonnement général. » Ainsi donc toutes les fois qu'on s'est exposé à la contagion dans un coït avec une femme suspecte, on doit examiner très-attentivement les parties génitales deux fois par jour, surtout dans les endroits que nous avons signalés comme les siéges les plus fréquents de la contagion. Dès qu'on aura constaté le début du chancre, on devra s'empresser d'appliquer sur le point infecté un crayon de nitrate d'argent légèrement humecté. Ce crayon est, du reste, taillé convenablement pour atteindre et cautériser les bords de l'ulcère quand le chancre est arrivé à cet état. On ne doit pas craindre de prolonger et de répéter même au besoin cette cautérisation qui n'est point douloureuse. Quand on a négligé cette opération dès le début de la maladie, lors en un mot que le chancre forme déjà un ulcère assez profond, on est obligé souvent d'avoir recours à un caustique plus actif. Nous employons dans ce cas celui qui est connu sous le nom de *Pâte de Vienne;* mais ce médicament pourrait offrir quelques dangers entre des mains inexpérimentées, et nous conseillons à nos lecteurs de s'adresser à un médecin toutes les fois qu'il sera utile d'en faire usage. Quant au nitrate d'argent, il peut être mis sans difficulté entre les mains des gens du monde ; nous allons même plus loin, — et nous désirerions que notre voix fût entendue de l'univers entier, — il faudrait que tous ceux qui s'exposent avec des femmes douteuses eussent continuellement à leur disposition un crayon de nitrate d'argent pour s'en servir au besoin. Ce caustique est on ne peut pas plus commode sous le rapport de la forme, du volume et de la facilité de son emploi (1). Ainsi donc nous le répétons, parce qu'on ne saurait trop le répéter, si la vérole, ce fléau si terrible qu'on ne sait jamais où il s'arrêtera quand il a infecté l'économie ; la vérole, qui a porté son plus rude antagoniste, M. Ricord, à exprimer dans ses leçons publiques le vœu que le législateur appliquât la peine de mort à tout individu qui communiquerait sciemment l'infection à un autre ; si la vérole, disons-nous, existe et se propage encore, la faute devra être attribuée à une coupable négligence ou à la plus inconcevable apathie.

Lorsque le chancre n'a pas été traité par la cautérisation, lorsqu'il est en pleine suppuration, il importe fort de laisser séjourner le pus le moins possible. Pour remplir cette indication on répète trois ou quatre fois par jour le pansement suivant : on lave le chancre avec du vin aromatique qui se trouve dans toutes les pharmacies, puis on recouvre l'ulcération avec un peu de charpie fine, légèrement imbibée du même liquide. Si celle-ci était desséchée lorsqu'on renouvelle le pansement, il faudrait l'humecter avec le vin aromatique pour ne pas s'exposer à déchirer les parties auxquelles elle pourrait adhérer. Chez quelques individus le vin aromatique est impuissant à tarir la suppuration ; on a recours alors à la décoction vineuse de tan. Il est aussi des cas où ces deux liquides semblent augmenter la douleur ; on calme ordinairement celle-ci en faisant ajouter 40 à 50 centigrammes d'extrait gommeux d'opium par chaque 30 grammes de liquide. Lorsque la surface de la plaie se sèche, on cesse l'emploi du vin aromatique et on se contente de faire le pansement avec de la charpie enduite de cérat opiacé. Si au bout de quelques jours la cicatrisation n'a pas lieu, on imbibe la charpie d'eau de Goulard, ou bien on passe légèrement sur la surface de la plaie le crayon de nitrate d'argent, de manière à la blanchir seulement. Voilà, à quelques indications près, que le médecin

____

(1) Nous avons fait disposer exprès des crayons dans des étuis très-commodes et très-légers. Nous les tenons à la disposition de nos malades.

seul peut saisir, le traitement du chancre. A l'exemple de M. Ricord, nous proscrivons l'emploi des corps gras vantés encore par quelques médecins. « Si les corps gras en général, dit cet auteur, sont le plus ordinairement nuisibles dans le traitement du chancre, on peut dire que les pommades mercurielles en particulier, sauf les cas exceptionnels, le sont encore plus que tous les autres. Rien de plus commun que de voir les chancres se multiplier, s'étendre et s'enflammer, lorsque, exempts d'induration, on les panse avec l'onguent mercuriel. » Durant le cours du traitement, le régime à suivre par le malade doit être proportionné à sa constitution : modéré et adoucissant chez les uns, tonique et fortifiant chez les autres.

Les chancres qui siégent dans le canal de l'urèthre et sont compliqués de blennorrhagie exigent des soins assidus : lorsque, par tous les moyens que nous avons indiqués ailleurs, on est parvenu à abattre l'inflammation, on a recours aux injections dans le canal de l'urèthre de vin aromatique mitigé d'abord avec la décoction de têtes de pavot, puis pur. Mais on fera bien de s'adresser dans tous les cas de ce genre à un médecin, car souvent la cautérisation est extrêmement avantageuse et elle ne peut être pratiquée qu'à l'aide d'un instrument disposé exprès. Les chancres de l'anus exigent la plus grande propreté et des pansements fréquents ; on doit veiller surtout à ce que les garde-robes soient rendues faciles par des laxatifs pris à l'intérieur ou par des lavements. Nous ne parlerons pas des chancres qui ont leur siége sur les parties génitales internes de la femme, puisque le médecin seul peut les découvrir à l'aide du spéculum.

Il y aurait du danger, suivant nous, à ce que les gens du monde traitassent sans le secours du médecin les variétés du chancre déjà signalées, et nous croirions même engager notre responsabilité en indiquant les moyens employés ordinairement.

Lorsque les chancres sont compliqués de phimosis, le traitement est beaucoup plus difficile et réclame des soins assidus. Quand il y a beaucoup d'inflammation, on fait tout d'abord une application de sangsues au périnée et le malade prend plusieurs bains généraux et locaux. Il fait de fréquentes injections entre le gland et le prépuce avec une décoction de têtes de pavot additionnée de deux grammes d'extrait gommeux d'opium pour 240 gram. de liquide. La verge est maintenue dans une position élevée. Le régime est très-modéré, les boissons adoucissantes. Si, malgré ces précautions, l'inflammation persiste, il est prudent d'avoir recours au débridement, opération que le médecin seul doit pratiquer. Le paraphimosis exige plus souvent encore des opérations, et nous n'avons pas à les indiquer ici aux gens du monde.

ACCIDENT INTERMÉDIAIRE.

BUBON.

(Poulain).

On a désigné sous le nom de *bubon* l'engorgement des ganglions de l'aine déterminé soit par l'inflammation siégeant sur une partie voisine, comme nous l'avons déjà vu pendant la blennorrhagie, soit par l'absorption du virus vénérien à la suite du chancre. Quelques auteurs ont admis une espèce de bubon vénérien, se développant sans être précédé d'accidents primitifs, et ils l'ont appelé *bubon d'emblée;* mais nous repoussons de toutes nos forces cette opinion, car l'expérience a prononcé sur ce point : pas de bubon vénérien sans chancre préalable; toutes les fois qu'un bubon a été suivi d'accidents secondaires, c'est que la présence d'un chancre avait été méconnue, et nous avons dit combien souvent il fallait être attentif pour ne pas s'y méprendre. Nous croyons inutile de rapporter ici les faits nombreux que nous possédons à l'appui de cette opinion.

Le bubon survenant à la suite d'une inflammation ne doit point nous occuper ; il est sans importance. Tout ce que nous allons dire se rapportera donc au bubon vénérien, et on sait maintenant ce que nous entendons par ce mot. Quelques jours après l'apparition d'un chancre, le malade éprouve une certaine gêne quand il marche ou se fatigue ; bientôt cette gêne se change en douleur, et si on porte la main sur l'aine, on découvre une petite tumeur qui grossit chaque jour en devenant plus douloureuse. La marche est alors difficile, embarrassée, et les malades, pendant la progression, ressemblent sous ce rapport aux très-jeunes poulains. C'est probablement par suite de cette comparaison qu'on a donné vulgairement au bubon le nom de *poulain.* La tumeur dont nous venons de parler est placée dans le sens du pli de l'aine (Voyez Pl. II, 1) ; elle acquiert quelquefois le volume d'un œuf de poule. Sa durée ne peut être déterminée d'une manière précise. Dans les cas légers, elle disparaît sans être suivie de suppuration ; mais le plus ordinairement, quand elle a été précédée par un chancre simple, la peau prend une teinte rouge, s'amincit et finit par s'ouvrir si on n'a pas eu la précaution de lui venir en aide par l'instrument tranchant. Alors ce n'est pas autre chose, comme l'a fort bien dit M. Ricord, qu'un chancre placé au milieu d'un ganglion. Tous les caractères que nous avons attribués au chancre se retrouvent ici en effet ; les bords de l'ouverture sont rouges, taillés à pic, décollés, renversés, et le fond de l'ulcération a une teinte grisâtre ; enfin il fournit du pus qui, par l'inoculation, donne naissance à un chancre. Quand le bubon succède à un chancre induré, il passe à son tour à l'état d'induration. Nous devons faire ici une remarque très-importante ; c'est que le bubon, quoique succédant à un chancre, n'est pas pour cela et dans tous les cas essentiellement virulent ; il est dû quelquefois non à l'absorption du virus vénérien, mais à l'inflammation survenue d'une manière sympathique, comme celle qui est la suite de la blennorrhagie. D'après cela il est souvent très-difficile de se prononcer de prime-abord sur la nature de la maladie, et on ne peut même acquérir une certitude qu'après avoir inoculé le pus de la manière précédemment indiquée.

Les chancres qui sont situés près du frein de la verge chez l'homme et autour du méat urinaire chez la femme sont ceux qui déterminent le plus fréquemment le bubon vénérien. Le plus souvent il n'y en a qu'un ; mais il n'est pas rare d'en voir un de chaque côté. Nous avons dit que le bubon à l'état de suppuration n'était autre chose qu'un chancre ; il peut donc présenter toutes les variétés que nous avons déjà décrites en faisant l'histoire de cet ulcère, et toutes nos remarques à ce sujet lui sont applicables.

Traitement. — La meilleure prescription pour empêcher le développement des bubons, c'est le repos absolu et l'éloignement de toutes les causes d'irritation. Il est pourtant bien entendu que la cautérisation du chancre doit être pratiquée de la manière susindiquée. L'application de glace pilée sur l'aine dès le moment où on commence à éprouver les premiers symptômes du bubon réussit souvent à arrêter la maladie. Nous devons dire cependant que dans quelques cas elle ne peut être supportée, la douleur augmentant sous son influence ; on doit alors en suspendre l'emploi immédiate-

ment. Les frictions avec l'onguent mercuriel, avec la pommade d'iodure ioduré de potassium, l'application de l'emplâtre de Vigo *cum
mercurio* sont employés avec des succès réels. Enfin on a recours
avec le plus grand avantage à la compression, soit avec des bandes
roulées, soit avec des bandages. Ce n'est point ici le lieu d'indiquer
le mode d'application de ces appareils qui peuvent varier à l'infini.
Dans les cas de bubons non douloureux, nous faisons appliquer,
suivant la méthode de M. Ricord, un petit vésicatoire sur la tumeur
même; on le panse deux fois par jour avec 2 grammes d'onguent
napolitain, et on le recouvre d'un cataplasme de farine de seigle à
renouveler trois ou quatre fois dans les vingt-quatre heures. Si le
bubon est accompagné d'une inflammation considérable et qu'il faille
avoir recours à une application de sangsues, on devra faire cette
application non point sur la tumeur, mais sur ses environs, et dans
une partie assez éloignée pour que le pus fourni par le bubon ne
puisse pas couler sur les piqûres. Si en effet on ne prend pas toutes
ces précautions, on peut être assuré d'avoir bientôt affaire à autant
de chancres qu'on aura placé de sangsues, et nous n'avons pas besoin de dire combien la maladie peut être aggravée. Quand on reconnaît à la fluctuation de la tumeur que tout espoir de résolution
est perdu, qu'elle doit nécessairement suppurer, on doit se hâter de
l'ouvrir, et nous n'avons pas à nous expliquer ici sur la manière
dont cette opération doit être exécutée; c'est l'affaire du médecin.
Tout ce que nous pouvons dire, c'est qu'il vaut mieux la pratiquer
de bonne heure, afin d'éviter le décollement de la peau et les autres
accidents occasionnés par le séjour du pus dans la tumeur. Le traitement du bubon en suppuration sera résumé en deux mots : les
bubons non virulents n'exigent d'autres soins que ceux qui sont
réclamés par les plaies simples; les bubons virulents doivent être
traités comme les chancres, et nous nous sommes suffisamment
expliqué sur ce point. Du reste, nous ne croyons pas avoir besoin
de dire que cette maladie, dans le cours de son évolution, peut
présenter une foule d'indications imprévues ; que les gens du monde
doivent procéder à son traitement avec la plus grande prudence, et
seulement lorsqu'ils sont privés des secours du médecin. Ajoutons en
terminant que nous sommes d'avis, avec la généralité des médecins,
de faire suivre en même temps au malade un traitement général
antisyphilitique, toutes les fois que le bubon est à l'état virulent.

ACCIDENTS SECONDAIRES.

VÉROLE CONSTITUTIONNELLE.

L'évolution de la syphilis, avons-nous dit en commençant ce traité, peut être divisée en trois périodes bien tranchées : « 1° accident primitif, suite de la contagion directe et susceptible de s'inoculer sans pouvoir se transmettre par voie d'hérédité ; 2° accidents secondaires, conséquences de l'absorption et transmissibles par voie d'hérédité sans qu'ils soient inoculables ; 3° accidents tertiaires, qui non-seulement ne s'inoculent plus, mais qui ne sauraient se transmettre par voie d'hérédité avec leur physionomie spéciale, et qui, en vertu d'une sorte de dégénérescence ou d'une modification de la syphilis, sont peut-être une des sources les plus fécondes des scrofules. » (Ricord). Nous voici arrivé à la seconde période : le virus vénérien, jusque-là localisé, finit par pénétrer dans la masse du sang qui porte l'infection dans toutes les parties du corps, et cette infection se révèle par des symptômes très-divers. Le plus souvent les accidents secondaires apparaissent sans symptômes précurseurs. « Cependant, dit l'auteur que nous venons de citer, il n'est pas rare d'observer un changement profond dans la physionomie du malade : les yeux perdent de leur brillant ; le teint devient jaunâtre, terreux ; quelquefois les cheveux commencent à tomber ; les ganglions du cou s'engorgent ; des douleurs vagues, le plus ordinairement nocturnes, se font sentir. Ces douleurs ont beaucoup de rapport avec les douleurs rhumatismales ; leur siége, assez communément, est le devant de la poitrine, les extrémités des membres et surtout les os du crâne, où elles simulent souvent la migraine ou des douleurs névralgiques. Cette variété de douleur diffère, comme nous le verrons plus tard, des douleurs qui précèdent ou accompagnent le développement des maladies des os appartenant aux accidents tertiaires. Toutefois, dans le plus grand nombre des cas, c'est par hasard que le malade s'aperçoit d'un premier accident constitutionnel, et son existence, quoique datant déjà de longtemps, n'est souvent découverte que par le médecin, dont l'attention est dirigée par la nature connue et les conséquences obligées de certain accident primitif, tel que le chancre induré. » Il est donc très-important que le malade se tienne bien en garde.

Les accidents secondaires ne suivent pas une marche régulière dans l'ordre de leur apparition : le plus souvent, ce nous semble, les éruptions à la peau ouvrent la marche. Ces éruptions, souvent mal dessinées et se confondant les unes dans les autres, sont connues en médecine sous le nom de *syphilides ;* pour mettre dans leur étude autant d'ordre que possible, on les a divisées en *syphilides exanthémateuses*, ce sont celles dans lesquelles il n'y a que des taches à la peau sans élevure ; en *syphilides papuleuses*, quand il y a des élevures ; en *syphilides écailleuses*, *vésiculeuses*, *pustuleuses*, *tuberculeuses*, selon leurs caractères apparents. Nos lecteurs comprendront aisément qu'il nous est impossible de décrire ici ces diverses affections ; ce serait répéter ce que nous avons dit dans le Traité consacré aux maladies de la peau (1), et nous nous contenterons de quelques observations. La plus commune et la plus simple de ces éruptions, au début, est celle qui se présente sous forme de taches (roséole, éphélides). A celles-ci succèdent souvent les affections que nous avons fait connaître ailleurs sous le nom de *lichen*, de *psoriasis*, de *lèpre*. Les éruptions pustuleuses sont moins fréquentes : elles doivent être rapportées le plus ordinairement aux maladies décrites dans notre ouvrage sous les noms *d'acné* et *d'ecthyma*. Ces affections peuvent avoir leur siége sur les diverses parties du corps. Nous avons fait représenter la première dans notre planche I ; fig. 1, *c*, et la deuxième dans notre pl. II, 2, où on voit sa terminaison par des croûtes brunes et épaisses. On a donné comme un des meilleurs caractères des éruptions syphilitiques, la teinte cuivrée qu'elles présentent ; mais nous devons dire que ce signe, quoique ayant une grande valeur dans la plupart des cas, pourrait fort souvent induire en erreur, car il manque dans beaucoup de ces éruptions et se montre au contraire dans d'autres affections qui n'ont rien de commun avec la maladie vénérienne. Les antécédents doivent évidemment ici fournir un grand appui au diagnostic.

Signalons en particulier, comme un accident extrêmement fréquent, l'éruption caractérisée par des élevures de formes diverses, de couleur rosée, auxquelles on a donné le nom de *plaques muqueuses*,

____

(1) Voir la note de la page 43.

et, selon leur disposition, de *tubercules muqueux* (Voyez Pl. II, 3). Ces plaques muqueuses apparaissent quelquefois spontanément ou elles sont le résultat de la transformation d'un chancre dont elles prennent la place. Ce dernier cas est plus fréquent chez la femme que chez l'homme. Les plaques dont nous nous occupons sont très-variables sous le rapport de leur disposition : tantôt elles sont circulaires et parfaitement limitées ; tantôt elles sont ovalaires et leurs bords se confondent avec la peau ; tantôt enfin ces bords se relèvent et donnent aux plaques la forme d'un champignon. Le plus ordinairement molles et sécrétant un liquide épais, gluant, d'une odeur désagréable, elles sont quelquefois sèches et plus dures que la peau. Leur couleur varie aussi depuis le rose le plus tendre jusqu'au violet foncé. Quelquefois uniques, elles peuvent devenir très-nombreuses ; on en a compté jusqu'à cent sur un seul malade. Dans quelques cas, ces plaques dégénèrent en véritables tubercules. « Le tubercule muqueux, qui ne diffère de la papule muqueuse que par son plus grand volume, est quelquefois d'un rouge foncé, violet ou livide ; d'autres fois, n'offrant qu'une teinte grisâtre, sa couleur est peu tranchée sur celle des parties voisines. Du reste, sa teinte varie selon une foule de circonstances dues au siége, à la durée de la maladie, etc. La surface est rugueuse, ou plutôt chagrinée et formée de petites granulations, les unes rougeâtres, les autres d'un gris foncé, et couvertes d'un liquide qui répand une odeur forte et repoussante lorsqu'ils siégent aux organes génitaux, à l'anus et surtout entre les orteils. Si, de tous les accidents secondaires, les tubercules muqueux sont ceux qui peuvent se manifester le plus tôt, ce sont aussi ceux qui disparaissent le plus vite : le repos, des soins de propreté et l'isolement des surfaces suffisent quelquefois pour cela. Toutefois, bien sujets à récidiver, quand on les abandonne à eux-mêmes ou qu'ils sont mal traités, ils deviennent le siége d'ulcérations irrégulières plus ou moins profondes, et auxquelles on donne souvent à l'anus, entre les orteils, etc., le nom de *rhagades*, qu'on applique aussi à quelques autres ulcérations. Les papules muqueuses et les tubercules muqueux donnent parfois naissance à des végétations. » (Ricord.) Enfin, et à une époque plus éloignée de l'infection syphilitique, les tubercules peuvent constituer une affection grave ; ils prennent dans ce cas un développement considérable, atteignant parfois le volume d'une noisette. Tantôt ils disparaissent sans laisser de traces, tantôt ils deviennent durs, se recouvrent d'une peau écailleuse ou finissent par s'ulcérer.

Ces affections se présentent plus communément chez les individus d'un tempérament faible, chez les femmes et les enfants : on les trouve sur toutes les parties du corps, plus fréquemment sur l'anus et ses environs, sur la vulve chez la femme, sur les bourses, le gland et le prépuce chez l'homme, sur les lèvres, la langue, le nez, les oreilles, les orteils.

Indépendamment du traitement général dont nous parlerons bientôt, nous avons recours au traitement local employé avec tant de succès à l'hôpital des Vénériens de Paris : nous faisons lotionner deux fois par jour les plaques muqueuses avec un liniment composé de quatre parties d'eau distillée pour une partie de chlorure d'oxyde de sodium ; puis, après les avoir saupoudrées avec du calomel, nous les faisons recouvrir d'un linge pour les garantir dans cet état. Quant aux plaques muqueuses de la bouche, on les cautérise avec le crayon de nitrate d'argent.

Les *végétations* dont nous allons nous occuper ne sont pas toujours le résultat d'une infection syphilitique ; nous avons beaucoup de preuves qui établissent ce fait d'une manière incontestable. Cependant, comme elles existent très-souvent chez des personnes infectées, nous devons les décrire ici, sous les réserves qui précèdent. Il y a des végétations de plusieurs sortes : les unes, désignées sous le nom de *verrues*, sont de petites excroissances de formes diverses, connues de tout le monde ; une variété qu'on appelle *poireaux* se présente sous une forme allongée, mince, de petites tiges terminées par une granulation comme une tête d'épingle. Les autres, nommées *crêtes de coq*, sont des végétations charnues, tantôt lisses, tantôt rugueuses, assez souvent festonnées. La peau qui recouvre ces trois sortes d'excroissances est ordinairement sèche ; on les rencontre le plus souvent sur la peau de la verge chez l'homme, sur les grandes lèvres ou le mont de Vénus, chez la femme, sur le périnée et le pourtour de l'anus. Il est une dernière espèce de végétation que nous regardons comme la plus importante : c'est celle qui est connue sous le nom de *choux-fleurs* (Voir la Pl. I, fig. 2). Ce sont des excroissances rouges, molles, saignant facilement et douloureuses, qui forment des espèces de branches supportées par un tronc commun, absolument comme la plante dont elles tirent leur nom.

Ces végétations se développent sur la face interne du prépuce, sur le gland, autour de l'orifice de la vulve et jusque sur les parties génitales internes. On en voit assez souvent autour de l'anus et même dans la bouche. Leur nombre est quelquefois extraordinaire : il est des malades sur lesquels on en a compté plus de cinq cents. Le traitement général anti-syphilitique a une influence nulle sur les végétations, raison de plus en faveur de l'opinion qui les regarde comme non vénériennes. On est obligé, pour en venir à bout, de les couper et de cautériser la plaie fortement avec le nitrate d'argent. Nous devons ajouter qu'elles se reproduisent dans bien des cas avec une facilité extrême.

Les membranes muqueuses qui tapissent l'intérieur des ouvertures naturelles, et en particulier les yeux, le nez et la bouche, sont aussi le siége d'accidents secondaires qu'il importe de bien reconnaître. Tantôt ce sont des rougeurs inflammatoires, souvent accompagnées d'un léger gonflement, tantôt ce sont des ulcérations qui présentent l'aspect du chancre. Quand ces ulcérations siégent dans le nez, elles constituent une variété de la maladie que nous avons fait connaître ailleurs sous le nom d'*ozène*. Celles qui ont pour siége la bouche « se montrent souvent vers le milieu du bord libre de la lèvre inférieure ; elles sont très-rebelles, s'étendent avec rapidité ; leurs bords se durcissent sans presque s'élever au-dessus du niveau de leur centre ; leur base et toute la lèvre s'engorgent considérablement ; elles deviennent le siége de douleurs aiguës, lancinantes ; leur surface est d'un gris sale, parsemée de taches rouges, sanguinolentes, et elles prennent un aspect cancéreux. Si l'on n'avait pas beaucoup d'habitude de ces sortes d'accidents, on aurait peine à se défendre du désir de recourir au traitement que cette apparence indiquerait comme unique et dernière ressource ; mais l'expérience a démontré que les anti-vénériens, promptement administrés et à larges doses, suffisent presque toujours pour amener une guérison solide, sans pour cela qu'on doive négliger l'usage des topiques émollients et opiacés, et plus tard les pansements avec l'onguent napolitain plus ou moins affaibli » (Lagneau). Nous croyons que cet exemple suffira pour faire reconnaître les ulcérations dont il s'agit ici : celles qui ont leur siége sur les parties profondes de la bouche exigent, indépendamment du traitement général, l'emploi de gargarismes émollients d'abord, puis des insufflations de calomel et même des cautérisations avec le nitrate d'argent. Nous ne terminerons point ce qui a rapport aux ulcérations de la bouche, sans prémunir nos lecteurs sur une erreur que nous voyons commettre très-souvent pour les ulcères de la langue. Chez les personnes qui ont des dents cassées, ébréchées, ces pointes et ces débris déterminent fréquemment sur les côtés de la langue des ulcérations qui ont une ressemblance frappante avec les ulcérations vénériennes, et si on ne se rendait pas bien compte de cet accident, on serait tenté de recourir à un traitement anti-syphilitique, tandis que la simple avulsion des dents suffit pour amener la guérison.

Nous avions l'intention de décrire ici la maladie des yeux, connue sous le nom d'*iritis*; mais, tout en reconnaissant que l'infection syphilitique détermine assez fréquemment cette lésion, nous ne lui trouvons pas des caractères assez tranchés pour lui consacrer un article spécial, et, en faisant nos réserves pour l'application du traitement anti-syphilitique, nous renvoyons nos lecteurs à la description de l'iritis, dans le traité des maladies des yeux (1).

Nous ferons les mêmes observations et les mêmes réserves pour l'*alopécie*, décrite avec les maladies des cheveux (2).

Un des accidents secondaires qui tardent le plus à paraître, c'est l'engorgement du testicule connu sous le nom de *testicule vénérien*. Après quelques douleurs de rein, ou sans que l'attention soit nullement éveillée, le testicule se gonfle, devient dur et lourd. La peau des bourses n'est ni chaude ni rouge, et une pression légère sur cet engorgement n'occasionne aucune douleur. On voit déjà que la marche de cette maladie est essentiellement chronique. Le traitement général et des applications d'onguent napolitain en viennent à bout assez facilement dans le plus grand nombre des cas.

Enfin, pour terminer la longue série des accidents secondaires, nous rappellerons les douleurs dont nous parlions au commencement de cet article, douleurs essentiellement nerveuses, et différant par cela même de celles qui sont dues aux maladies des os dont nous allons nous occuper, en faisant la description des accidents tertiaires. Ces douleurs nerveuses ont cela de particulier, que la pression, loin de les augmenter, les diminue dans la plupart des cas; mais la chaleur du lit les fait redoubler d'intensité. Du reste, elles présen-

(1) Voir la note de la pag. 29.
(2) Brochure in-8°, ornée d'une gravure coloriée. 50 cent.

tent des caractères trop remarquables pour que nous les passions sous silence. « Lorsque le soleil baisse et est sur le point de quitter l'horizon, le malade commence à souffrir : la douleur va en augmentant jusque vers le milieu de la nuit ; elle est telle qu'elle chasse le sommeil et force le malheureux malade de veiller, soit en restant au lit, soit en passant la nuit sur une chaise. Elle diminue insensiblement vers le matin, et elle cesse complétement quand le soleil revient sur l'horizon ; elle laisse le malade tranquille jusqu'au soir. Une chose bien digne d'attention, c'est son retour et sa cessation changeant d'heure selon les saisons, selon que le soleil revient plus tôt ou plus tard ; et par conséquent plus la nuit est courte, moins la douleur est longue » (Boyer). Cette affection n'augmente pas la gravité de la maladie syphilitique, et le traitement général en a bientôt fait justice ; mais quand on néglige ce traitement, les douleurs deviennent tellement intenses, que le malade tombe dans un découragement profond, et ses souffrances morales jointes aux souffrances physiques peuvent le conduire à la mort.

Il est une question trop importante pour que nous la passions sous silence : nous voulons parler de la transmission de la syphilis par hérédité. Il est incontestable aujourd'hui qu'une femme atteinte de vérole constitutionnelle pendant sa grossesse peut et doit même transmettre l'infection à son enfant. Nous avons dit que les accidents secondaires étaient dus au passage du virus vénérien dans la masse du sang : or le fœtus est nourri par le sang de la mère, et il doit, par conséquent, partager l'infection dont celle-ci est atteinte. Mais si l'influence de la mère est hors de doute, en est-il de même dans tous les cas de celle du père ? Nous en doutons fort. Nous savons bien qu'on a cité des faits en apparence concluants ; mais pour nous la question est au moins douteuse. Quoi qu'il en soit, les malades atteints de syphilis héréditaire ne présentent jamais que des symptômes secondaires, soit au moment de la naissance, soit au bout d'un temps plus ou moins long. « En général, au bout de trois ou cinq semaines après la naissance, la santé de l'enfant s'altère ; il survient des éruptions sur les cuisses, sur les mains, entre les fesses ou sur les organes de la génération. Ces éruptions présentent l'aspect de taches qui affectent en général la forme circulaire et qui offrent une surface brillante et une légère desquamation, mais sans le moindre épaississement tuberculeux. A mesure que la maladie fait des

progrès, ces taches s'agrandissent, et il arrive quelquefois qu'elles
occupent presque tout le corps; dans les plis que forme la peau,
elles s'excorient quelquefois légèrement, et même, auprès de l'anus,
à l'ombilic et sur les organes génitaux des petites filles, forment de
petites excroissances. Alors, chez beaucoup d'entre eux, il se forme
des ulcères dans l'intérieur de la bouche et dans le gosier; les na-
rines sont en partie bouchées par l'accroissement de leur sécrétion,
et la voix devient faible et rauque. A tous ces symptômes coïncide
un état morbide général très-grave. Dès le début des symptômes,
l'enfant dépérit; et à mesure qu'ils continuent, il devient de plus
en plus faible et maigre. Si cet état est négligé, il se termine souvent par la mort ; mais, sous l'influence d'un traitement mercuriel,
tous les symptômes sont facilement dissipés, et l'enfant peut être
rendu à une santé parfaite » (Babington). La question que nous
venons d'agiter en soulève une autre non moins importante : le nourrisson infecté peut-il transmettre la syphilis à sa nourrice? Ici notre
réponse ne sera pas à beaucoup près aussi absolue que pour la première question. Il est incontestable que, dans bien des cas, la maladie a été transmise par l'enfant à sa nourrice ; mais nous croyons
qu'on ne s'est pas bien rendu compte de l'état des parties, et que
les accidents, regardés comme secondaires, n'étaient que des accidents primitifs. Nous avons dit en effet que souvent, au moment de
l'accouchement et dans son passage sur des parties atteintes de
chancres, l'enfant contractait la maladie et pouvait la transmettre à
son tour à la nourrice, surtout quand le chancre siégeait dans la
bouche; d'un autre côté, nous avons signalé la facilité avec laquelle
les chancres se transformaient en tubercules muqueux, prenant ainsi
la forme des accidents secondaires, et pouvant en imposer, à des
yeux inattentifs ou peu exercés, sur leur disposition au moment où
la transmission a été opérée. Souvent aussi on a pris pour une maladie vénérienne une simple affection de la peau, comme l'eczéma,
l'ecthyma, l'impetigo. Quoi qu'il en soit, comme les caractères de
ces diverses maladies ne sont pas assez tranchés pour qu'on ne
puisse pas s'y tromper, nous engageons les personnes qui se trouve-
raient dans un cas pareil, à prendre toutes les précautions que la
prudence commande, et à ne pas s'exposer à l'infection dans le cas
de doute.

La question inverse doit être naturellement posée à son tour : la

nourrice, sous le coup d'une vérole constitutionnelle, peut-elle infecter son nourrisson? Les observations les plus attentives ont démontré que les diverses sécrétions n'éprouvaient aucune atteinte par
suite de l'infection constitutionnelle ; de sorte qu'une nourrice ,
quoique sous le coup de cette maladie, pourrait donner impunément le sein à un enfant. Loin de nous la pensée d'engager les pa-
rents à laisser nourrir leurs enfants par une femme placée dans ces
conditions, car, ainsi que nous l'avons vu, la constitution est toujours plus ou moins altérée, et par conséquent les qualités nutritives
du lait ne sont plus les mêmes. Nous avons seulement voulu établir
un fait prouvé par l'observation, c'est que les sécrétions ne sont
nullement altérées dans la vérole constitutionnelle. Mais il y a plus :
on a aujourd'hui la certitude que le pus vénérien, mélangé avec des
boissons et porté dans l'estomac, ne détermine aucun accident. Nous
ne pouvons résister au plaisir de rapporter deux exemples concluants, qui infirment de la manière la plus formelle l'observation
reproduite dans notre article sur la blennorrhagie, et à laquelle nous
n'avons ajouté aucune confiance. Les faits suivants sont consignés
dans l'ouvrage le plus estimé sur la matière, celui du chirurgien
anglais Hunter. Un homme atteint de chancres qui suppuraient
abondamment avait l'habitude de se laver les parties dans une tasse
à thé, avec du lait dont il imbibait un peu de charpie, et il laissait
ordinairement la charpie avec le lait dans la tasse. Un petit garçon
de la maison déroba le lait et le but; mais on ne put savoir si la
charpie avait été avalée ou non. Le malade ne fit connaître ce qu'il
en était ni à l'enfant ni à sa famille; mais à l'insu de celle-ci, il
surveilla très-attentivement la santé de cet enfant pendant plusieurs
années. Il ne survint rien qui pût donner le moindre soupçon qu'il
eût été atteint de la syphilis, soit localement dans l'estomac, soit
constitutionnellement. Le second exemple concerne un malade qui
avait des chancres et une chaude-pisse cordée des plus violentes. Il
avait près de son lit une tasse de lait dans lequel il plongeait sa verge
quand la douleur était trop violente. Pendant cette maladie, il laissa
coucher avec lui une jeune femme qui avait l'habitude de tenir sur
sa table de nuit un bol de thé qu'elle prenait le matin avant de se
lever. Un matin elle se trompa et avala le lait au lieu du thé. Elle
ne s'aperçut de la méprise qu'à son lever, cinq ou six heures après
l'ingestion du liquide. Elle chercha à vomir; mais le lait avait été

digéré. Malgré cela, il ne survint aucun accident. Nous croyons qu'il est inutile d'insister plus longtemps sur ce sujet.

Traitement des accidents secondaires. — S'il est une maladie contre laquelle on puisse diriger des médicaments spécifiques, c'est sans contredit la vérole. Nous avons vu que le mercure était presque toujours inutile, et fort souvent nuisible dans le traitement de l'accident primitif; ici, au contraire, on obtient par son emploi des guérisons miraculeuses. Mais nous éprouvons un grand embarras pour formuler une médication qui doit nécessairement varier selon l'âge, la constitution du malade, la forme de la maladie; selon son siége, ses complications, etc. Nous ne devons pas oublier que notre ouvrage est destiné aux gens du monde, et que si les préparations mercurielles dirigées contre les accidents secondaires de la syphilis par des mains expérimentées obtiennent les plus heureux résultats, elles ne pourraient sans danger être livrées à la discrétion de personnes étrangères aux notions médicales. Nous espérons donc qu'on nous tiendra compte de la difficulté, en approuvant notre réserve quant au traitement. Tout ce que nous pouvons dire ici, c'est que la préparation à laquelle on donne aujourd'hui la préférence, c'est le proto-iodure de mercure, administré à la dose de cinq à dix centigrammes par jour, en pilules. Le meilleur moment pour prendre le médicament, c'est le soir, quatre heures après le dernier repas. Mais cette substance ne peut être délivrée par les pharmaciens que sur l'ordonnance d'un médecin, et nous recommandons aux malades de prendre son avis (1). La préparation connue sous le nom de *liqueur de Van Swieten* est prescrite dans les mêmes cas à la dose d'une demi-cuillerée à bouche, dans une tasse de lait sucré ou de tisane de salsepareille, prise en deux fois. Lorsque le malade supporte bien cette première dose, on peut insensiblement la porter au double. Il est des cas où le malade ne peut point supporter les préparations mercurielles à l'intérieur ; on est alors obligé d'avoir recours soit aux frictions sur la peau, soit aux fumigations. On nous permettra de ne pas aller plus loin sur ce sujet. La salsepareille et tous les sirops dont elle est la base n'ont pour ainsi dire aucune influence sur la syphilis. Le fameux sirop de Cuisinier n'agit le plus souvent que

(1) Nous avons fait préparer par notre pharmacien des boîtes de pilules d'après une formule que notre expérience de tous les jours nous fait regarder comme la meilleure pour la guérison de la vérole.

comme purgatif, en raison des substances qui sont jointes à la salsepareille. Parlerons-nous ici de ces médicaments dont on fait grand
bruit dans les affiches et les annonces des journaux, de ces phénomènes dont la réputation miraculeuse s'appuie, selon leurs auteurs,
sur une longue liste de malades radicalement guéris après avoir été
abandonnés par les plus célèbres médecins? Nous n'en voyons pas la
nécessité. Les uns ne doivent leurs succès qu'au mercure, bien que
leurs auteurs les garantissent exempts de cette substance ; les autres
ne produisent la plupart du temps aucun effet : il est vrai qu'ils
coûtent cinq ou six fois plus cher, ce qui est une compensation pour
quelques personnes et explique la vogue dont ils jouissent. Les bains
de vapeur ont souvent une heureuse influence pendant le traitement
mercuriel, surtout dans les maladies de la peau. Quant au traitement,
il doit être réglé sur le tempérament individuel : modéré chez les
personnes fortes, tonique chez les personnes faibles. La prescription opposée dans les deux cas aggraverait certainement la maladie.

ACCIDENTS TERTIAIRES.

Jusqu'ici l'infection vénérienne a borné ses ravages aux tissus
superficiels ; nous allons la voir pénétrer maintenant jusqu'aux tissus
profonds, attaquant et détruisant même les os. On donne le nom de
tumeurs gommeuses à des tubercules qui ont pour siége le tissu cel-
lulaire placé au-dessous de la peau. D'abord très-petites, ces tumeurs ne grossissent que lentement, et plusieurs années s'écoulent
quelquefois avant qu'elles aient acquis le volume d'une noix ; elles
sont ordinairement indolentes, mais dans certains cas on ne peut les
toucher sans occasionner des douleurs assez vives. Elles se développent sur toutes les parties du corps, et principalement sur les membres. Tantôt on n'en trouve qu'une, tantôt il y en a un grand nombre. Un malade que nous avons vu à l'hôpital de la Pitié, service
de Lisfranc, en portait cent soixante-quatre sur les bras, les avant-
bras et les cuisses. Les unes étaient grosses comme une noix, les
autres comme une petite poire. Ces tumeurs disparaissent quelquefois ; mais le plus souvent elles se ramollissent, la peau qui les re-

couvre prend une teinte rouge, s'amincit et se déchire, donnant issue à un pus de mauvaise apparence. Cette ouverture ne tarde pas a s'ulcérer, à s'agrandir, et l'ulcération, dont les bords sont taillés à pic, prend une couleur jaune grisâtre. L'odeur qui s'en exhale est infecte. Indépendamment du traitement général propre aux accidents tertiaires, les tumeurs gommeuses réclament un traitement local. Parmi les moyens employés, la compression seule peut être mise en usage par les gens du monde. On l'exerce plus ou moins fortement avec une plaque de plomb. Si la résolution de la tumeur n'a pas lieu, on a recours à des manœuvres opératoires que le médecin seul peut pratiquer.

Nous devons signaler ici une affection extrêmement curieuse. « Quelquefois, chez un malade à la troisième période de la vérole, il arrive qu'un petit point dur se manifeste dans les corps caverneux de la verge ou dans l'un d'eux. Un jour, sans avoir été averti par aucune douleur, par aucun phénomène appréciable, le malade sent dans l'épaisseur de la verge une petite dureté de la grosseur d'un grain de millet. Peu à peu cette dureté augmente de volume, va progressant, soit d'un seul, soit de deux côtés à la fois. La maladie marche lentement, sans douleur aucune ; mais à mesure que l'induration fait des progrès, la verge commence à dévier de la ligne droite, et quand le malade a une érection, le corps caverneux du côté sain se gonfle seul, la verge décrivant une courbe à concavité latérale si l'induration existe sur l'un des côtés, supérieure si elle existe sur le dos de la verge. Nous avons observé certains malades chez lesquels la verge décrivait un anneau complet » (Ricord).

Arrivons enfin à l'accident caractéristique de la période tertiaire, aux affections du système osseux. Dans son expression la plus simple, la maladie se traduit d'abord par une sensation désagréable qui augmente graduellement et se change en une douleur fixe, aggravée par la moindre pression. La chaleur du lit redouble les souffrances, qui quelquefois sont atroces. Elles ont pour principaux siéges le crâne, le devant de la poitrine, l'avant-bras, la jambe. Leur durée est variable ; elles peuvent se prolonger longtemps sans avoir d'autres résultats qu'un amaigrissement progressif. Mais le plus souvent la maladie ne s'arrête pas là, et au bout d'un temps variable, tantôt la membrane d'enveloppe des os est attaquée, tantôt c'est l'os lui-même. Dans le premier cas il y a ce qu'on a appelé une *périostose*. Sur le point qui auparavant était seulement douloureux apparaît une tumeur de forme variable, très-douloureuse. D'abord peu volumineuse, elle peut acquérir graduellement la dimension d'un œuf de dinde. Cette tumeur est due à l'accumulation, entre l'os et sa membrane d'enveloppe, d'un liquide plus ou moins épais. On sent ordinairement la fluctuation d'une manière manifeste. Deux cas peuvent se présenter : ou l'épanchement de liquide, après avoir persisté pendant un temps variable, finit par disparaître, ou bien l'inflammation s'empare de la tumeur, la peau devient rouge, s'amincit, donne issue à du pus tantôt jaune et épais, tantôt au contraire de mauvaise apparence. Il y a souvent alors une ulcération semblable à celles que nous avons décrites plus haut.

Enfin nous avons dit que les os eux-mêmes étaient susceptibles d'être attaqués : la maladie se traduit ou par l'apparition de tumeurs solides, qui consistent dans l'augmentation de la matière osseuse sur un ou plusieurs points de l'os, ou bien par une inflammation aiguë qui se termine par la carie et la mortification des parties malades. Les tumeurs dont nous venons de parler sont connues sous le nom d'*exostoses*. Elles sont variables soit pour la forme, soit pour le volume. Les douleurs qu'elles occasionnent varient aussi, soit en raison de leur volume et de la distension exercée sur la membrane d'enveloppe de l'os, soit en raison de l'inflammation. Il est des cas où l'os, malade dans toute son étendue, acquiert une épaisseur considérable; nous avons vu des os du crâne qui avaient plus de deux pouces d'épaisseur. Les exostoses disparaissent quelquefois assez rapidement, surtout quand elles ne sont pas fort anciennes et que le traitement est convenablement appliqué; mais il y en a qui ne cèdent point aux moyens les mieux combinés et persistent pendant toute la vie. Le pronostic de ces affections peut être quelquefois très-grave en raison de leur siége : quand elles existent sur les os du crâne, on voit survenir, selon les cas, des symptômes de compression du cerveau, des convulsions, la paralysie, l'épilepsie; sur les parois de l'orbite, elles donnent naissance à diverses maladies de l'œil, à l'amaurose, etc. ; enfin à des phénomènes très-graves quand elles sont placées de manière à comprimer la moelle épinière, ou bien sur le trajet d'un nerf, au voisinage d'une articulation. Lorsque l'inflammation attaque les os spongieux, comme ceux de la face, elle amène assez souvent la suppuration, puis la carie et la mortification des os. C'est alors qu'on voit survenir des déformations dans ces parties, la chute partielle ou totale des os du nez, la perforation du palais de la bouche, la perte des dents, et assez fréquemment même des tumeurs ou des fistules lacrymales. Lorsque les malades en sont venus à ce point, l'infection syphilitique se révèle par une altération profonde de l'économie. « Épuisés par plusieurs lésions graves, souvent privés de la voix, affaiblis de plus en plus par une diarrhée que rien n'arrête; couverts de cicatrices, de plaies suppurantes, trop souvent mutilés, ayant perdu l'usage d'un ou plusieurs sens, de l'odorat, de l'ouïe; quelquefois incapables de se servir de leurs membres, ils présentent un aspect caractéristique. Leur peau sèche, flétrie, terreuse, tombe repliée sur leurs membres décharnés ; elle est partout d'une couleur d'un jaune pâle qui se rapproche de la teinte cancéreuse, sans toutefois lui ressembler. Enfin ils répandent une odeur infecte. Ce qu'il y a de remarquable, c'est qu'arrivés à cet état après bien des douleurs, les malades souffrent peu, malgré des caries, des os ramollis, des plaies, des ulcères, des perforations. Heureusement aussi que leur intelligence affaiblie n'a pas la conscience du sort qui les attend » (Cazenave).

Traitement des accidents tertiaires.—Si nous avons été en peine pour mettre à la portée des gens du monde le traitement de la seconde période de la syphilis, nous ne le sommes pas moins pour celui de la troisième. Et cependant la science possède un médicament héroïque contre la maladie parvenue à ce degré, c'est l'iodure de potassium; mais l'observation que nous avons faite pour le mercure s'adresse dans toute sa force à ce médicament qu'on ne pourrait livrer sans danger à des mains inexercées. Et d'ailleurs, comment pourrions-nous à l'avance indiquer la conduite à tenir selon les circonstances si variables qui peuvent se présenter ? Quel est l'homme du monde qui pourrait s'exposer à conduire seul le traitement de la maladie arrivée à ce point? Nos lecteurs nous pardonneront le silence forcé auquel nous sommes condamné; mais s'il nous est impossible d'entrer dans les nombreux détails qu'exigerait un pareil sujet, nous ne pouvons nous empêcher d'indiquer le traitement général employé dans les cas ordinaires, et les heureux effets dont il est toujours suivi. On commence par administrer tous les jours au malade une potion composée ainsi qu'il suit : eau distillée, quatre-vingt-dix grammes; iodure de potassium cinquante centigrammes;

sirop de pavot, trente grammes. Cette quantité de liquide est divisée en trois doses que le malade prend dans la journée, mêlées à de la tisane de saponaire. La dose de l'iodure de potassium est augmentée tous les cinq jours, et on peut la porter successivement à trois ou quatre grammes par jour, en ayant soin de s'arrêter lorsque le malade éprouve quelques symptômes extraordinaires, comme une constriction de l'estomac, des soubresauts dans les muscles, des pesanteurs de tête, etc.

Nous avons administré et vu administrer ce médicament un nombre infini de fois et toujours avec un succès étonnant. A l'appui de nos paroles, nous pourrions citer de nombreux exemples ; nous nous contenterons d'en rapporter un qui nous a vivement frappé. Il y a cinq ou six ans, un jeune homme se présenta à l'Hôtel-Dieu, pour consulter un chirurgien justement célèbre sous plusieurs rapports. Ce malade, à la suite d'une affection vénérienne qui était passée par toutes les périodes, avait eu une périostose de la forme la plus grave près de l'articulation de la jambe avec la cuisse droite. L'inflammation était survenue, et la suppuration avait déterminé une assez large ouverture ulcéreuse environnée de trois ou quatre fistules par lesquelles s'écoulait en ce moment un pus fétide, entraînant parfois des débris osseux. Ce jeune homme racontait qu'il était en proie à des douleurs atroces, surtout la nuit, et on l'aurait deviné à l'avance, car tous ses traits et son habitude extérieure portaient l'empreinte de profondes souffrances. Le chirurgien, après avoir introduit un stylet dans la plaie, et l'avoir sondée en tous sens, déclara que l'amputation de la jambe était inévitable. Cet arrêt terrible épouvanta le malade qui réclama quelques jours pour prendre une délibération. En attendant il entra à l'hôpital. Sur les instances du chirurgien, on prit jour pour l'opération ; mais, au moment fixé, le malade ne put se résoudre à ce cruel sacrifice, et il préféra sortir de l'hôpital. Nous l'avions complétement perdu de vue lorsque, six mois plus tard, le hasard nous ayant conduit à l'hôpital des Cliniques de la Faculté, nous avons reconnu notre malade se promenant sans appui dans l'une des salles. On lui avait administré l'iodure de potassium, traitement suivi d'une guérison parfaite. Nous examinâmes sa jambe : quoique plus faible que l'autre, elle supportait très-bien le poids du corps ; l'ulcère et les fistules étaient complétement cicatrisés. L'état général du malade s'améliorait tous les jours sous l'influence de l'iodure de potassium, et il allait sortir de l'hôpital pour se rendre à la campagne, où un régime fortifiant, un léger exercice au grand air auront sans doute achevé le rétablissement de sa santé. Cet exemple ne sortira jamais de notre mémoire, car il prouve qu'on ne doit point se hâter pour les amputations des membres dans les maladies produites par l'infection syphilitique, et que des guérisons inespérées sont encore possibles. L'expérience de tous les jours le prouve suffisamment, et des individus qui ont épuisé tous les médicaments imaginables sans que les progrès de la maladie aient pu être arrêtés conservent non-seulement leurs membres, mais encore leur vie, grâce à l'iodure de potassium. Aussi laisserons-nous de côté tous les autres médicaments pour ne recommander que celui-là seul (1). Terminons en rappelant les préceptes de M. Ricord pour le traitement hygiénique. « Les individus qui arrivent aux accidents tertiaires sont ceux dont la constitution a été profondément altérée par une cause quelconque : ils touchent aux scrofules ; ce sont des scrofules spécifiques dont ils sont atteints. C'est donc le régime des scrofuleux qu'il faut appliquer à la période tertiaire. On aura soin, autant que possible, que les malades habitent des logements aérés, secs ; qu'ils s'exposent à l'insolation ; qu'ils prennent une alimentation saine, reconfortante, animale, substantielle. On leur conseillera d'habiter de préférence les climats tempérés ; ils devront éviter toute espèce d'excitants, mais ils se trouveront bien des toniques, des bains sulfureux, des bains de mer, etc. »

RÉSUMÉ.

Nous l'avons dit en commençant et nous venons de le voir, la syphilis est une maladie dont la marche est parfaitement caractérisée, dont la division en trois périodes est plus que justifiée dans tous les

---

(1) Pour la plus grande commodité des malades, nous avons cherché à faire entrer ce médicament à des doses convenables dans des préparations d'un petit volume. Nous avons donc formulé un sirop dont une ou deux cuillerées par jour suffisent. C'est sans contredit le moyen le plus simple et le plus avantageux. Nos succès de tous les jours l'ont suffisamment démontré.

cas. Contagieuse et transmissible avec toute sa spécificité dans la première période, elle n'est déjà plus contagieuse dans la seconde, quoiqu'elle puisse être transmise héréditairement; enfin dans la troisième elle perd ses deux facultés, la contagion et la transmissibilité. Les accidents primitifs ne peuvent être arrêtés que par la destruction sur place du virus vénérien; les accidents secondaires sont guéris par un médicament spécifique, le mercure, auquel il y a quelques siècles les peuples reconnaissants voulaient dresser des autels; enfin les accidents tertiaires sont détruits par l'influence d'un médicament non moins spécifique, l'iodure de potassium. Voilà en très-peu de mots l'histoire de la vérole. Il nous est impossible de terminer nos considérations sur ce terrible fléau sans rappeler ce que nous avons dit dans le courant de ce traité : quand un individu se sera exposé dans des rapports suspects, il devra se livrer à des soins de propreté minutieux, explorer attentivement, au moins pendant cinq ou six jours, les organes génitaux dans tous leurs replis et *cautériser immédiatement* avec le nitrate d'argent tous les points où la peau pourrait être fendue ou déchirée. Ce précepte, selon M. Ricord, est tellement important qu'il voudrait qu'on l'affichât dans tous les lieux où on peut s'exposer à prendre la vérole. Nous l'avons dit ailleurs et nous le répétons : IL SUFFIT D'UN PEU D'ATTENTION ET DE BON VOULOIR DE LA PART DE CHACUN POUR QUE LA VÉROLE SOIT, AU BOUT DE PEU DE TEMPS, DÉTRUITE A TOUT JAMAIS.

ERRATUM.

Page 13, ligne 28, au lieu de *la contagion*, lisez *la sensation*.